吕仁和肾脏病诊治经验及医案集

吕仁和　赵春杰　编著

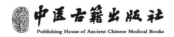

中医古籍出版社

Publishing House of Ancient Chinese Medical Books

图书在版编目（CIP）数据

吕仁和肾脏病诊治经验及医案集/吕仁和，赵春杰
编著. –– 北京：中医古籍出版社，2022.9
　　ISBN 978-7-5152-2470-1

　　Ⅰ.①吕… Ⅱ.①吕… ②赵… Ⅲ.①肾病（中医）–
中医临床 – 经验 – 中国 – 现代 ②肾病（中医）– 中医治疗法
– 医案 – 汇编 Ⅳ.①R256.5

中国版本图书馆CIP数据核字(2022)第028825号

吕仁和肾脏病诊治经验及医案集

吕仁和　赵春杰　　编　著

策划编辑：	李　淳
责任编辑：	吴　頔
封面设计：	王青宜
出版发行：	中医古籍出版社
社　　址：	北京市东城区东直门内南小街 16 号（100700）
电　　话：	010-64089446（总编室）010-64002949（发行部）
网　　址：	www.zhongyiguji.com.cn
印　　刷：	水印书香（唐山）印刷有限公司
开　　本：	710mm×1000mm　1/16
印　　张：	14
字　　数：	220 千字
版　　次：	2022 年 9 月第 1 版　2022 年 9 月第 1 次印刷
书　　号：	ISBN 978-7-5152-2470-1
定　　价：	69.00 元

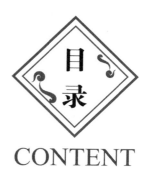

CONTENT

第一章 总 论

第二章 各 论

第三章　医案医话

国医大师吕仁和简介

吕仁和，教授，1934年9月2日出生于山西原平。1962年毕业于北京中医学院（现北京中医药大学），为中华人民共和国成立以来首届中医大学生。师从著名中医大家施今墨、秦伯未、祝谌予，以及西医名家张乃峥等。历任北京中医学院（现北京中医药大学）东直门医院内科住院医师、主治医师、副主任医师、主任医师，曾任内科副主任、副院长等职。现任北京中医药大学东直门医院首席教授、肾病内分泌科主任医师、博士研究生导师、中央保健局专家，享受国务院特殊津贴专家。

为国家中医药管理局重点学科建设单位中医内分泌学科和国家中医药管理局重点专科建设单位中医肾病专科学术带头人，兼任世界中医药学会联合会糖尿病专业委员会名誉会长，曾兼任中华中医药学会糖尿病分会名誉主任委员、肾病专业委员会顾问、北京中医药学会糖尿病专业委员会名誉主任委员、北京中医药学会顾问、卫生部（今卫健委）新药审评委员等。

主要研究领域为糖尿病、肾脏病、老年病等，临床主张对糖尿病及糖尿病肾脏病、糖尿病性视网膜病变、糖尿病足、糖尿病性心脏病等多种并发症进行分期辨证、综合治疗，提出了糖尿病及其并发症防治的"二五八方案"、临床"六对论治"和糖尿病患者"三自如意表"。其研制的治疗糖尿病肾脏病及其并发症的系列中药制剂——止消通脉宁、肾病防衰液、益气止消丸、活络止消丸、通便止消丸等在临床上取得了很好的疗效。

为国家"七五"科技攻关计划、国家中医药管理局重点课题——"益气养阴活血法治疗糖尿病微血管病变的临床与实验研究"、国家科委"九五"攻关课题——"止消通脉宁治疗糖尿病肾病的临床与实验研究"、国家教委博士学科点课题——"止消通脉宁阻止糖尿病肾病病理进展分子机制研究"、国家科委生命科学技术发展中心新药课题——"治疗糖尿病肾病新药——止消通脉宁颗粒剂研究"、国家"十五"科技攻关计划项目——"糖尿病肾病肾功能不全优化防治方案研究"等多项课题的项目负责人；研究成果"慢性肾炎辨治规范和肾炎防衰液治疗的临床和实验研究"获北京中医药大学科技进步奖一等奖、北京市科技进步奖二等奖、国家中医药管理局科技进步奖三等奖；"止消通脉饮治疗糖尿病微血管病变的临床和实验研究"获北京中医药大学科技进步奖二等奖、北京市科技进步奖二等奖；"止消通脉宁治疗糖尿病肾病的研究"获北京中医药大学科技进步奖一等奖、教育部2001年度中国高校科学技术奖二等奖、北京市科技进步奖三等奖；"糖尿病肾病肾功能不全防治优化方案研究"获中华中医药学会科技进步奖二等奖。主编《糖尿病及其并发症中西医诊治学》《中医药治疗糖尿病新进展》等著作8部，发表或指导学生发表论文300余篇。其中《糖尿病及其并发症中西医诊治学》一书获中华中医药学会2001年度"康莱特杯"科技著作一等奖。先后指导博士后1人，传承博士后2人，博士研究生16人，硕士研究生18人。创建世界中医药学会联合会糖尿病专业委员会，多次应邀赴德国、日本、韩国等地讲学和巡诊。1989年应邀出访阿联酋，圆满完成为其国家元首诊病的任务。2013年被评为"首都国医名师"，2017年获"国医大师"称号。

第一章

总论

第一节

对肾病的认识
和诊疗经验

一、肾脏病"肾风""肾热""关格"病名应用于临床

吕仁和教授于20世纪80年代初率先倡导将"肾风""肾热""关格"等病名应用于临床，突出肾炎病因为风、病位在肾；肾盂肾炎病性属热、病位在肾；肾衰竭病机为气机逆乱导致吐逆交作。

1. 肾风

"肾风"一词，首见于《素问·奇病论》："有病痝然如有水状，切其脉大紧，身无痛者，形不瘦，不能食，食少……病生在肾，名为肾风。"古代医家将病位在肾，病因为感受风邪，从而导致肾体损伤，肾用失司，以水肿、尿血、尿浊、腰痛、眩晕等为主要临床表现的一类疾病，命名为"肾风"。

2. 肾热

"肾热"一词，首见于《素问·刺热》："肾热病者，先腰痛骱酸，苦渴数饮，身热。"吕仁和教授认为"肾热"很似现代医学的肾盂肾炎。肾热是古代医学家用病位、病理和病因命名的疾病。肾热病的形成，是由肾元亏虚，热邪乘虚侵袭而成。

肾热病在急性期应以清热为主。转为慢性以后，扶正祛邪并重，同时应积极清除热邪的来源，解除继发证因，消除导致肾元亏虚的原因。

3. 关格

"关格"一词，最早见于《素问·六节藏象论》："人迎与寸口俱盛四倍已上，为关格，关格之脉嬴……"吕仁和教授认为关格是肾脏严重受损的一种疾病，与西医学中的肾功能不全相似，主要分为急关格与慢关格。

急关格类似于西医学中的急性肾功能不全，其病因以邪实为主，若得到及时、有效的治疗，可以治愈，但若失治、误治，则会转为慢关格甚至死亡。

慢关格则类似于西医学中的慢性肾功能不全。其病变主要部位在

肾，累及心、肝、脾，病理机制为肾元虚衰，肾用失司，水湿浊毒内停。

二、肾小球肾炎"从风论治"

吕仁和教授深掘《内经》，借古人"肾风"之观点，提出肾小球肾炎"从风论治"思想。吕仁和教授认为古人所说的"肾风"类似于现代医学所说的肾小球肾炎。在临床上，吕仁和教授习惯将急性肾小球肾炎称为"急肾风"，慢性肾小球肾炎称为"慢肾风"。

在病因病机方面，吕仁和教授认为风邪是肾风病发生的主要致病因素。肾风病的形成，多由于各种原因而导致肾元亏虚，再加上风邪或风邪挟它邪入侵机体，常见风寒、风热或风寒挟湿、风热挟湿的特点。诸邪侵袭，久之均能化热生毒，而"热毒"一旦形成，则可乘虚损伤人体组织器官，肾是排出诸毒于体外的主要器官，故最易受风邪热毒的侵袭，从而受到损伤。

三、慢性肾炎分期分型辨证论治

吕仁和教授以辨证论治理论为指导，结合多年临床实践经验，总结出慢性肾炎的系列辨治方案如下：

分期方法：根据中华全国肾病学会 1985 年南京会议修订的临床分型标准诊断的慢性肾炎，将血肌肝（Scr）< 177 μ mol/L（2mg/dL）者分为慢性肾炎前期，Scr > 177 μ mol/L（2mg/dL）者分为慢性肾炎后期，即肾功能衰竭期。

1. 慢性肾炎前期——三型五候

本虚辨证三型：肾气阴虚型，肾气（阳）虚型，肾阴阳气虚型。

标实辨证五候：肝郁气滞，血脉瘀阻，湿热阻滞，痰湿不化，外感热毒。

2. 慢性肾炎后期——五期三型九候

五期：一期：Scr ≥ 177 μ mol/L（2mg/dL），二期：Scr ≥ 221 μ mol/L

（2.5mg/dL），三期：$Scr \geqslant 442 \mu mol/L$（5mg/dL）；四期：$Scr \geqslant 707 \mu mol/L$（8mg/dL）；五期：$Scr \geqslant 1061 \mu mol/L$（12mg/dL）。

三型：气血阴虚，浊毒内停；气血阳虚，浊毒内停；气血阴阳俱虚，浊毒内停。

九候：由于病情发展，除有慢性肾炎（前期）四种证候外，还可增加或转化成新的五种证候：胃肠结滞，浊毒伤血，水凌心肺，肝风内动，毒犯心包。

3. 慢性肾衰竭分期分型辨证方案

慢性肾功能衰竭是多种肾脏疾病发展到晚期的共同结局，常常表现为多器官、多系统损害，水电解质紊乱和酸碱平衡失调。吕仁和教授临床上习惯将其称为"慢关格"，临床上重视对慢性肾衰进行分期分型辨证论治的。由于慢性肾衰竭包括慢性肾炎后期肾衰竭，所以其分期分型辨证方法与慢性肾炎后期相同。

4. "六对论治"诊病方法

"六对论治"是吕仁和教授在长期诊治疾病的实践中逐渐形成的常用的六种方法，是在"整体观"和"辨证论治"总体思想指导下的具体化。包括：对症论治，对症辨证论治，对症辨病与辨证论治相结合，对病论治，对病辨证论治，对病分期辨证论治。

5. "十八段锦"操

吕仁和教授吸取古今健身运动方法，编制了一套"十八段锦"操，通过全身各部位轻缓而有力度的活动，起到健身防病的作用。其共分为初、中、高三级，每级为六段。

初级（六段）起势：双手托天理三焦，五劳七伤向后瞧，拳击前方增气力，掌推左右理肺气，左右打压利肝脾。

中级（加初级六段）：拳打丹田益肾气，左右叩肩利颈椎，左右叩背益心肺，金鸡独立养神气，调理脾胃需单举，摇头摆尾去心火。

高级(加初级六段，中级六段)：双手按腹补元气，双手攀足固肾腰，左右开弓似射雕，捶打膻中益宗气，全身颤动百病消，气收丹田养筋骨。

吕仁和教授诊治肾脏病学术思想的提出，是建立在其对中医经典文献的学习、发掘及对施今墨、秦伯未、祝谌予等多位名家学术传承的基础之上，同时结合了现代医学知识和治疗手段。吕仁和教授经常强调对既往的知识和经验以及现代医学技术的应用上，关键在于用，如果能用，而且好用，就要果断地拿过来、用下去，很好地体现了施今墨先生倡导的"古为今用，要能用""洋为中用，要好用"的思想，值得我们重视和发扬。

第二节

运用"六对论治"的方法诊治肾病经验

"六对论治"是吕仁和教授在长期诊治疾病的实践中逐渐形成的常用的六种方法，是在"整体观"和"辨证论治"总体思想指导下的具体化，它包括对症论治、对症辨证论治、对症辨病与辨证论治相结合、对病论治、对病辨证论治、对病分期辨证论治，这六种方法简称为"六对论治"。

一、对症论治

　　当一个症状出现时，用一种快速、便捷的方法治疗，使症状很快得到缓解或消除即是对症论治。如用柴胡注射液退热，用云南白药、三七粉止血，用元明粉治疗大便干结，用金银花、连翘、黄芩、山豆根治疗咽肿痛，用猪苓、茯苓、泽泻、泽兰、车前子利尿消肿，用天麻、钩藤、川牛膝、杜仲降压等。

二、对症辨证论治

　　对症辨证论治是临床最常用的治疗大法，是对不易解除的复杂症状或对无有效治疗办法的症所采用的治疗方法。例如尿血是肾脏疾病中最常见的症状，但因尿血的病位、病因、病程、病情等不同，就需要对尿血症辨证论治，常用辨证如下。

　　1. 风热伤肺，继伤肾络

　　治宜疏风清热，凉血止血：药用桑叶、蝉蜕、金银花、连翘、黄芩、小蓟、牡丹皮、赤芍、白茅根等。

　　2. 风寒化热，伤及肾络

　　治宜疏风散寒，清热止血：药用荆芥、防风、蝉蜕、马勃、前胡、猪苓、三七粉等。

3. 热毒内盛，灼伤肾络

治宜清热解毒，凉血止血：药用金银花、连翘、黄芩、黄柏、石韦、牡丹皮、生大黄、厚朴、甘草梢。

4. 心火移肾，脉络受伤

治宜滋阴养心，清热泻火：药用细生地黄、赤芍、丹参、麦冬、通草、黄连、竹叶、车前草、白茅根、小蓟。

5. 气滞血瘀，脉络受损

治宜行滞化瘀，养血止血：药用牛膝、赤芍、当归、生地黄、枳壳、柴胡、甘草、川芎、黑香附。

6. 湿热内蕴，下注伤肾

治宜清热利湿，化瘀止血：药用石韦、瞿麦、扁蓄、金钱草、海金沙、鸡内金、车前草、大黄、白芍、甘草。

7. 脾不统血，气虚失摄

治宜补气摄血，养血止血：药用黄芪、太子参、当归、熟地黄、砂仁、血余炭、柴胡、麻黄炭、陈皮、三七粉。

8. 肾气不固，血渗脉外

治宜补肾固摄，益气止血：药用黄精、芡实、金樱子、党参、墨旱莲、生地黄炭、三七粉。

9. 阴虚火旺，灼伤肾络

治宜滋阴降火，凉血止血：药用生地黄、元参、麦冬、牡丹皮、炒山栀、龙胆草、黄芩、青黛。

三、对症辨病与辨证论治相结合

症状是疾病的主客观表现，有心理和生理两方面的因素，既是疾病诊断的线索或主要依据，也是配合确定证型和证候的主要依据；而作为一种病，它具有特定的病因、病机、病理、症状、证型和（或）证候，有其自身的发生、发展、转化和预后规律。证型和证候，是疾病发展过程中不同阶段和层次上所表现的综合性特征。一种症状或一种证可以出现在若干种疾病中，而各种不同疾病的预后相差甚大，所以在治疗中，对症辨病为首要。辨证是为了指导立法处方，所以对不少症状需要辨病与辨证相结合来进行治疗。

以血尿为例，疾病有狼疮肾炎、紫癜性肾炎、IgA肾病、急性肾盂肾炎、多囊肾、乳糜尿、肾结核等，病不相同，预后不同，因此对血尿症辨病非常重要。同时从中医辨证来讲，每个疾病还有其不同的证型和证候，在没有成熟的对病治疗方药前，必须按中医理法方药的诊治原则，依证立法，依法处方，依方选药才有良效。

1. 狼疮肾炎血尿

多为热毒内蕴，气阴俱伤。治宜清热解毒，兼顾气阴，方药用柴胡、赤芍、丹参、白花蛇舌草、猪苓、金银花、连翘、石韦、黄精、生地黄、三七粉等。

2. 紫癜肾炎血尿

多属风热入血，损及肾络。治宜散风清热，凉血止血，方药用荆芥、防风、蝉蜕、牡丹皮、紫草、茜草、石韦、猪苓、生地黄、三七粉等。

3. IgA肾病血尿

多属风寒化热，气阴两伤。治宜疏风清热，兼顾气阴，方药用荆芥、防风、蝉蜕、金银花、连翘、黄芩、猪苓、白花蛇舌草、茜草、紫草等。

4. 急性肾盂肾炎血尿

多为肾中蕴热，化毒伤络。治宜清热解毒，方药用柴胡、枳壳、枳实、赤芍、白芍、连翘、生地黄、地榆、黄柏、鱼腥草、石韦、白头翁、地丁、生甘草等。

5. 多囊肾血尿

多为肾失固摄，兼瘀血。治宜补肾固摄，益气止血，方药用黄精、党参、当归、血余炭、墨旱莲、三七粉、云南白药、狗脊、续断、杜仲炭、香附、乌药等。

6.乳糜尿血尿

多为气机阻滞，肾失固摄。治宜调理气机，补肾固摄，方药用柴胡、枳壳、枳实、白芍、甘草、丹参、芡实、金樱子、桑螵蛸、鹿角霜、三七粉等。

7.肾结核血尿

多为阴虚火旺，肾络灼伤。治宜滋阴泻火，方药用生地黄、元参、黄精、地骨皮、白芍、陈皮、大黄、血余炭，另加抗结核药治疗。

8.肾癌血尿

多为毒热内蕴。拟清热解毒，方药用半边莲、草河车、猪苓、元参、焦三仙、黄精、陈皮、云南白药、白花蛇舌草、西黄丸。

9.膀胱癌血尿

多为气机阻滞，热毒不解。治宜调理气机，清热解毒，方药用柴胡、荔枝核、枳壳、枳实、白芍、生甘草、丹参、芡实、金樱子、桑螵蛸、半枝莲、三七粉、西黄丸、云南白药。

四、对病论治

对病论治是较高层次的治疗，主要是针对病因或病机，它适用于对病因或病机比较明确的疾病且有良好疗效的方法。如急性肾炎常用方：金银花20g，连翘20g，黄芩10g，蝉蜕10g，荆芥10g，防风10g，山栀10g，猪苓30g，牡丹皮10g，丹参20g，板蓝根20g，生甘草6g。肾病综合征激素依赖型，除用激素的时间适当延长外，常用白花蛇舌草30g，猪苓30g，白茅根30g，芦根20g，白鲜皮15g，白蒺藜15g，生甘草6g，山楂20g，常获良效。慢性肾盂肾炎，用抗生素效果差者，加用狗脊10g，续断10g，牛膝20g，杜仲10g，柴胡10g，赤芍、白芍各20g，枳壳、枳实各6g，生甘草6g，鱼腥草30g，白头翁30g，香附 6g，乌药 6g，常获良效。

五、对病辨证论治

对病辨证论治是临床常用的方法，即将疾病进行辨证分型、分证候，按照不同证型和证候论治，对慢性肾炎辨证论治。

1. 脾肾气阳两虚

用益气固肾汤：黄芪、淫羊藿、金樱子、芡实、猪苓、炒白术、炒山楂、川芎、石韦。

2. 肝肾气阴两虚

用养阴固肾汤：太子参、生地黄、白芍、女贞子、墨旱莲、猪苓、黄柏、牡丹皮、石韦、地龙。

3. 肾阴阳俱虚

用调补肾元汤：杜仲、续断、生地黄、枸杞子、猪苓、白芍、山药、丹参、山楂、淫羊藿。

兼夹证候治疗：

1. 瘀血

属血热证选加牡丹皮、赤芍、紫草、茜草根、生蒲黄、泽兰、丹参等；瘀血属寒证选用川芎、桃仁、红花、当归、山楂等；瘀血属气郁选加郁金、元胡、降香等；瘀血属气虚选加三七、王不留行；瘀血持久不化选用穿山甲（现已禁用，可用皂角刺替代）、水蛭等。

2. 痰湿

痰湿属寒者选用半夏、生姜、白芥子等；痰湿属热者天竹黄、竹茹、竹沥、胆南星等；痰气互结者选用菖蒲、远志、陈皮、郁金等；痰饮选用苓桂术甘汤或五苓散。

3. 气郁

肝郁气结选加柴胡、枳壳、香附、乌药等；腹胀便秘选加枳实、厚朴；气逆不降选用沉香、降香；腹胀痛用木香、檀香。

4.湿热

选用金银花、连翘、地丁、黄芩、山栀、黄柏、虎杖、白花蛇舌草、木香、佩兰、草豆蔻。

5.食积

加保和丸。

六、对病分期辨证论治

对病分期辨证论治多用于对慢性、复杂性疾病的诊治。分期，一般多以现代理化检查指标为依据，用以明确疾病的阶段性，辨证则用中医的辨证法则进行。如慢性肾衰分期辨证论治，常常用现代理化指标分期，以虚定型，以实定候，临床常分为四期、四型、十候辨治。

1.四期

Ⅰ期（慢性肾功能不全代偿期）：肾小球滤过率（GFR）50 ～ 80mL/min；Scr 133 ～ 177μmol/L。

Ⅱ期（慢性肾功能不全失代偿期）：GFR 50 ～ 20mL/min；Scr 178 ～ 442μmol/L。

Ⅲ期（肾功能衰竭期）：GFR 20 ～ 10mL/min；Scr 443 ～ 707μmol/L。

Ⅳ期（尿毒症期）：GFR < 10mL/min；Scr ≥ 707μmol/L。

2.四型

（1）脾肾气血(阳)虚型，用助阳保肾汤：黄芪、当归、枸杞子、茯苓、桂枝、丹参、陈皮、淫羊藿、熟大黄。

（2）脾肾气血(阴)虚型，用益气保肾汤：黄精、太子参、麦冬、五味子、茯苓、丹参、白芍、陈皮、牛膝、熟大黄。

（3）肝肾气血阴虚型，用滋阴保肾汤：黄精、生地黄、女贞子、丹参、白芍、牛膝、陈皮、熟大黄。

（4）气血阴阳俱虚型，用调补保肾汤：黄芪、黄精、当归、太子参、茯苓、丹参、白芍、陈皮、半夏、牛膝、熟大黄。

3. 十证候

（1）肝郁气滞，选加柴胡、赤芍、白芍、枳壳、香附等。

（2）血脉瘀阻，选加丹参、赤芍、川芎等。

（3）湿热阻滞，选加茯苓、猪苓、泽泻、茵陈等。

（4）痰湿不化，选加陈皮、半夏、茯苓、竹茹等。

（5）外感热毒，选加金银花、连翘、黄芩等。

（6）胃肠结滞，选加生大黄、厚朴、枳实等。

（7）浊毒伤血，选加水牛角、生地黄、牡丹皮、三七、白及等。

（8）水凌心肺，选加太子参、五味子、葶苈子、桑白皮、大枣、甘遂、北五加皮等。

（9）肝风内动，选加天麻、钩藤、白芍、生龙骨、生牡蛎等。

（10）毒入心包，选加远志、石菖蒲等，或用清开灵40mL静脉滴注，每日1次。

治疗慢性肾功能不全，临床最常见且中药发挥作用较好的是在慢性肾功能不全Ⅱ期和Ⅲ期，中药对延缓肾衰进展，保护肾功能有很好的作用。临床多见气滞血瘀证候和胃肠湿热结滞证候，常用调补气血阴阳和降浊毒的方法，常用方药：生黄芪15g，当归10g，陈皮10g，半夏10g，猪苓30g，茯苓20g，牡丹皮15g，丹参15g，泽泻20g，泽兰20g，牛膝30g，熟大黄10g。忌食豆制品，适量进食肉类，主食3～5两，加水果蔬菜适量，可加牛奶500mL/d，注意休息。

第三节

壮督疏带法的治疗肾脏病经验

　　吕仁和教授临证精于辨证，善于治疗疑难杂证，尤擅长于肾脏疾病和糖尿病的辨治，并在长期和大量临床实践中总结出许多行之有效的理法方药。其中壮督益肾，疏理带脉的治疗方法，对一些久病和难治性疾病具有较好的疗效。吕仁和教授认为临床有些疾病的发生发展过程中常殃及奇经八脉，特别是与肾肝关系密切的督脉和带脉，如在慢性肾脏疾病和糖尿病的过程中，多种原因都可能导致督脉不足带脉不畅的病机变化，临床出现腰酸肢重，倦乏神萎，或腰腹重坠感，胁腹满闷，或腰腹冷痛等特点。酌情辨证从奇经八脉论治，特别是壮督益肾，疏理带脉的治疗方法，临床屡有效验，其理论和经验别具匠心。

一、督脉与脏腑的相关性

　　吕仁和教授认为督脉主要与肾、脑关系密切，而临床许多疾病在其发生和发展过程中都涉及肾和脑，特别是常导致肾的病理变化。李时珍《奇经八脉考》云："督及阳脉之海，其脉起于肾下胞中，至于少腹，乃下行于腰、横骨围之中央，系溺孔之端。"《素问·骨空论》中所述："与太阳起于目内眦……入循膂络肾。"是指督脉从上而下者与足太阳相通，从下而上者与足少阴相通，均到达肾。督脉上属于脑，下属于肾，是肾与脑的主要通路，肾藏精，脑主髓，精髓转化亦通过督脉。因此当督脉的功能失调时则会出现如《素问·骨空论》中所述"督脉……实则脊强反折，虚则头重高摇之"之类的症状。督脉统领一身之阳，亦行精血，因此从督脉的主病来看，不仅有脊强反折、头重、头痛等表现，还会出现精神萎靡不振，头晕或昏沉，健忘乏力，腰酸膝弱等症状，这是由于督脉循行脊里，直贯头脑的缘故，所以对督脉病的调治多从填精补髓或温补元阳着手。

二、带脉与脏腑的相关性

《奇经八脉卷》说："带脉者，起于季胁足厥阴之章门穴，同足少阳循带脉穴，围身一周，如束带然。"对于带脉的病变，《难经·二十九难》云："带之为病，腹满，腰溶溶若坐水中。"《素问·痿论》亦云："带脉不引，故足痿不用。"可见其异常时出现腰腹或胁腹胀满，下肢软弱不利等表现。由于带脉与肝经的腧穴联系，生理上与肝胆共同维系着人身气血的畅达，因此带脉的运畅与否亦直接或间接地影响肝胆的疏泄功能，甚至影响全身气机运行。因此临床还可见到胸胁胀满，或脱胁郁闷欲伸，气短等表现，可见对带脉病变的治疗应疏养兼顾。

三、督脉与带脉的相关性

吕仁和教授认为，督脉从上而下，纵行于身，与任脉相环，而带脉横行环绕于人身之中央，两者纵横相贯，使经气流畅、充实，益气固丹田，形成托护内脏、循行气血的重要结构。两者的协调，是维持人体脏腑功能基础之一，内脏功能的病变必波于督、带等奇经八脉的功能，而督、带脉的异常也会反过来影响脏腑功能，或加重原有病变。从这一角度而论，调治奇经八脉特别是督、带脉的功能亦具有积极意义。

四、从督、带脉论治的用药特点

肾主骨，生髓，通于脑。根据督、带脉与肾肝的密切关系，吕仁和教授临床用药亦主要通过调治肾、肝来调理督、带两脉。但吕仁和教授主张对督脉的病变宜温宜补，而对于带脉则应以调养为主，尤以疏理为重。吕仁和教授临证常选用狗脊、川续断、杜仲、肉桂、牛膝等壮督益肾；五味子、山药、芡实、金樱子等药固摄下焦；熟地黄、枸杞子入肝肾填精髓以治督脉。并以鹿角胶等"有情之属"直通督脉，亦用附子、细辛、肉桂、鹿衔草、黄芪等温通督脉。对于带脉用药，《得配本草》中将当归、白芍、川续断、龙骨、升麻、甘草等列入带脉归经中，而吕仁和教授更喜用枳壳、香橼、佛手、香附、厚朴、柴胡等疏理带脉，使其通畅为上。《十四经发挥》卷下中有论："盖以人之气与血，常行于十二经脉，其诸经满溢，则流入奇经焉……譬犹圣人，图设沟渠，以备水潦，斯无滥溢之患，人有奇经，亦若是也。"吕仁和教授认为肾脏病变或糖尿病等亦可因人体十二经脉五脏六腑之气血阴阳失于温煦濡润而发，而奇经八脉的不足有时亦可影响正经脏腑功能，此时如单独益肾则不如壮督益肾，治从正经结合奇经而事半功倍，这也正是壮督疏带法所体现出的积极意义之所在。

五、病案举例

患者，女，50岁，2004年11月26日初诊。肾炎病史数年，因持续尿血并伴间断蛋白尿而多次住院治疗，出院后虽经不断调治，现蛋白尿已消，肾功能亦正常，但因仍经常腹腰坠痛，乏力肢弱，睑肿而来就诊。

刻下症：面色晦暗，眼睑略肿，腿肿，患者主诉近来腰腹胀满，有如于腰间缠一湿重凉物，大便次数多，烦躁口苦，舌质略紫红、苔黄而厚腻，脉弦略滑。尿常规：尿潜血（++）。证属督脉阳虚而带脉阻滞，湿浊内阻并始化热，治当先行壮督疏带兼以化湿热疗法。

方药：狗脊10g，杜仲10g，续断10g，牛膝20g，苏梗10g，香附10g，佛手10g，乌药10g，木香10g，黄连6g，炙甘草6g，栀子10g，龙胆草6g。

此方连服2周，腰腹胀满，如物缠绕等症状明显减轻，食纳转馨，刻时主诉以疲乏困倦为主，劳后略肿。尿常规：血尿（+）。舌淡、苔转白滑，脉转沉，继以前方加减益气健脾之品以善其后。

第四节

治疗肾小球性
血尿经验

肾小球性血尿是指肾小球疾病（尤其是肾小球肾炎）所引起的血尿，该病易复发，治疗往往比较困难、迁延难愈。因此，探讨中医药治疗肾小球性血尿具有重要临床意义。笔者曾师从北京中医药大学吕仁和教授，兹将吕仁和教授对肾性血尿的证治体会介绍于下，并试分析其学术思想特点。

一、平肝清热法

　　明代王肯堂提出五脏病变均可以出现尿血。肝属阳，主生化，主疏泄，主藏血。肾属阴，血闭藏而不固必渗入尿路中而尿血。

　　肝疏泄太过，大怒伤肝、伤及血络；或肝失藏血，血不归经；肝肾阴虚，虚火灼伤肾络，都可引起尿血。因此，可以引用平肝清热之法治疗尿血证，临床可以应用柴胡疏肝散、小柴胡汤、羚角钩藤汤或茵陈蒿汤加减治疗。

　　肝气郁而化火，所谓"气有余便是火"，或情志剧烈变动；或嗜好烟酒，多食肥甘，蕴热化火，或外感六淫之邪不解，邪入肝胆郁而化火，肝火过胜，疏泄失司，阴血妄行，血由尿道而出，发生尿血。《医学心悟》曰："肝主疏泄，肝火盛，亦令尿血……平肝，加味逍遥散主之。"

　　吕仁和教授临床常用柴胡 15g，赤芍 10g，白芍 10g，炒山栀子 10g，山羊角 10g，羚羊角粉 0.6g(冲)，青蒿 30g 或钩藤 10g，生石决明 30g（先煎），珍珠母 30g（先煎），菊花 10g，枸杞子 10g，夏枯草 10g，以此为基础方加减，治疗表现为急躁易怒，胁肋胀满，小腹胀满，口苦，月经色黑或不调，舌暗、苔薄黄或黄腻，脉弦滑的肾性血尿患者。

吕仁和教授应用平肝清热法治尿血，在临床有较明显的疗效。

二、凉营祛瘀法

吕仁和教授擅用具有"清营凉血"作用的中药治疗肾小球性血尿患者，基本方为：水牛角粉 10g(冲)，羚羊角粉 0.3g(冲)，血琥珀粉 1.5g(冲)，牡丹皮 10g，赤芍 10g 等。而这些患者并非具有发热、舌绛等热入营血证。笔者总结吕仁和教授是应用"凉营祛瘀"法治疗肾小球性血尿。

以上启发笔者，临床可以用《温病学》"凉营祛瘀"法治疗肾小球性血尿。分析此理论根据，可以这样理解，热入营分有热伤营阴、热扰心神、热陷心包和热伤血络 4 种病机。肾小球性血尿显然不符合前 3 种情况，但它符合热伤血络的病机特点，因此，从理论上而言，可以借用清营凉血法，治疗热伤肾络之血尿。正如《太平圣惠方·治尿血诸方》所言："夫尿血者，是膀胱有客热，血渗于脬故也。血得热而妄行，故因热流散，渗于脬内而尿血也。"

因此，临床上只要具备肉眼或镜下血尿，舌红、苔黄或少苔、舌下瘀斑，脉实有力，肾脏穿刺病理有系膜细胞增生，肾小球纤维化、硬化，间质炎细胞浸润，肾小球毛细血管襻管壁增厚等，均可以应用凉营祛瘀法，尤其适于月经有瘀块、色黑量多或涩少，脉沉涩，腹痛，面色晦暗的患者。方药可以应用清营汤加钩藤、牡丹皮、羚羊角粉、水牛角粉、升麻、玄参、紫草、牛膝等。

犀牛角咸寒，主清心营之热，但药源缺乏，现临床以水牛角代之，水牛角粉 5～10g(冲服或装胶囊)。羚羊角咸寒，善清肝热而熄肝风，羚羊角粉入心肝两经，具有平肝、养阴、镇静安神作用。牡丹皮辛寒，清泄肝血伏热。钩藤性平，平肝息风。3 药配伍，清肝热而熄肝风，加入清营汤中其用，有相辅相成之功效。

三、活血止血法

缪仲淳在治血 3 要诀中，把"宜行血不宜止血"列为第 1 条。张子和也说"贵流不贵滞"，均是以行血活血的方法达到止血目的。行血活血使瘀血消散，经络疏通，使之血循归经，故以活血止血药以治其标。

吕仁和教授常用血竭 1 ~ 2g，羚羊角粉 0.6g，三七粉 3g(冲服或装胶囊)，防风 10g，荆芥炭 10g，仙鹤草 15g，炒山栀子 10g，水牛角粉 10g，赤芍 10g，白芍 10g，牡丹皮 10g，白茅根 20g，地锦草 30g 等，治疗慢性肾小球性血尿。

血竭和三七粉是中药止血活血药物的代表药物。在治疗肾小球性血尿时不应一味地应用凉血止血中药，以防寒凉太过，而生"血遇寒则凝"之弊，如花蕊石、血余炭、棕榈炭、防风炭等，在止血时碳类止血药不宜大量采用，防其涩滞留瘀，使热邪闭于内，致热愈炙而血愈溢，是欲止血而反促其出血，事与愿违。适于应用止血活血中药，或在止血同时加入活血化瘀中药，如血竭、三七。

四、益气养血法（益气养血活血法）

吕仁和教授对肾小球性血尿患者气血亏虚，证见面色萎黄，唇甲色淡，肢倦乏力，气短懒言，动则心悸，舌质淡、苔薄白，脉沉细弱者，用当归补血汤加减，以下为基础方加减治疗：生黄芪 20 ~ 30g，当归 10g，太子参 15g，麦门冬 30g，丹参 30g，牡丹皮 10g。若瘀血见证明显，如皮肤紫癜，肌肤甲错，尿色深暗，肾脏病变有肾小球硬化，舌暗，有瘀斑，脉涩等，可应用益气养血活血法，在当归、黄芪两药的基础上，配伍赤芍 15g，牡丹皮 15g，丹参 15g，红花 10g，川芎 10g，水红花籽 10g，桃仁 10g，生山楂 15g，泽兰 30g，熟大黄 10g 等。

气血是构成人体的两大基本物质，人体赖气血之温热、濡润、滋养以维持生机。慢性肾病既病之后，必然会发生气血偏盛偏衰的病理变化。寇宗奭云："夫人之生，以气血为本，人之病，未有不先伤其气血者。"吕仁和教授对慢性肾炎辨证为心脾两虚、气不统血者，重视益气养血法的运用，临床常在当归补血汤基础上加减，尤其常用于有大量蛋白质漏失及贫血的患者，并善于应用归血分的养血活血中药牡丹皮、丹参、川芎等。

五、行气活血、通经活络法

吕仁和教授对临床辨证为"气行瘀滞、血脉不活"的肾小球性血尿患者，证见胸闷不舒、胁肋胀痛、女性月经色黑有血块或有痛经、肌肤甲错、口唇紫暗、舌紫暗舌下瘀斑、脉沉涩或者肾脏病理表现为肾小球硬化、肾小管—间质纤维化者应用本法，基本方：川牛膝 20g，木瓜 20g，蜈蚣 3 条，土鳖虫 10g，牡丹皮 15g，丹参 15g，夏枯草 10g，地龙 20g，全蝎 8g，生甘草 6g。吕仁和教授认为，活血化瘀虽不能直接治疗血尿，但对于局灶增生硬化性 IgA 肾病等肾小球明显硬化的血尿患者，活血化瘀法可以防止肾小球硬化。气阴亏虚患者可加玄参，玄参有软坚化结的作用，可以加强活血化瘀之力。

人身气血贵在充盈和流畅，一旦偏盛偏衰或涩滞不畅则百病萌生。朱丹溪说："气血冲和，百病不全，一有怫郁，诸病生焉。"吕仁和教授对肾小球性血尿辨证属瘀血所致者，除常用牡丹皮、丹参、赤芍、白芍外，对久病者往往加用全蝎、地龙、土鳖虫、蜈蚣等通经活络、搜剔顽瘀。

六、虫药通络消癥法

研究认为，肾纤维化是发生在肾脏的微型癥积。中医文献有关癥积的记载，最早见于《内经》："外中于寒，内伤忧怒，则气上逆，六俞不通，凝血蕴里不散，津液涩渗，着而不去，积乃成矣。"

中医传统观念认为，凡通过"四诊"的宏观检测，见到或触及坚着不移的有形肿块，诊断为癥积。因此，光镜、电镜等检测到肾脏形态学改变，如细胞外基质积聚、球囊粘连、血管襻闭塞、局灶或节段性肾小球硬化与间质纤维化，以及肾瘢痕形成，也可以诊断为肾的"微癥积"。因此，可以应用活血通络法来治疗。吕仁和教授临床擅用虫药通络消癥法对上述病理改变进行治疗。临床常用全蝎、蜈蚣、水蛭、地龙、土鳖虫、蝉蜕、蛇蜕等。笔者临床也常用炙水蛭12～18g(水蛭粉2～3g)、地龙15～30g入煎剂治疗IgA肾病血尿，病理上表现有肾小球硬化的患者。

七、清热利湿解毒法

对于辨证属于湿热毒邪蕴结、损伤肾络导致的尿血患者，证见口苦，尿黄赤、火短色，大便黏滞不爽，舌质红、苔黄腻，脉濡或弦滑，或肾脏病理见间质大量炎细胞浸润者，吕仁和教授临床常用本法治疗，基本方：炒山栀子10g，白花蛇舌草30g，生甘草10g，大黄炭10g，生大黄10g，生薏苡仁30g，槐花10g，白鲜皮20g，车前子30g(包)。水肿明显者，可以加猪苓30g，泽泻15g。

在肾小球性血尿中，湿热蕴结多见于年轻体壮的患者，湿热困扰，缠绵难去，湿热蕴结，灼伤肾络而致尿血。吕仁和教授常用清热利湿解毒法，俾湿热毒邪随二便而去，常用三仁汤加减，或用上述基本方治疗。生大黄清热通腑，大黄炭活血止血，山栀清三焦之热，薏苡仁、槐花、甘草、车前子、白鲜皮清热利湿解毒，车前子可使湿热之邪从小便而去。"治湿不利小便，非其治也"，治贵给邪以出路，不止血而血尿自止。

八、补肾活血法（补肾活血、利水清热法）

吕仁和教授对于临床辨证为肾虚挟有血瘀的肾小球性血尿患者，如证见腰酸痛沉重，双下肢乏力，耳鸣，眩晕，周身或四肢水肿，尿少或小便清长，肢冷畏寒，舌质淡、苔薄，脉沉细弱等，临床常用本法进行治疗，基本药物：补骨脂10g，覆盆子10g，山茱萸10g，生地黄10g，狗脊10g，续断10g，川牛膝20～30g，杜仲10～20g，水红花籽10g，牡丹皮15g，丹参15g，泽泻20g，刘寄奴10g。常在此基础上加减治疗。对于存在湿热者，尿少涩痛、水肿、口苦黏腻者，配合猪苓30g，白花蛇舌草30g，生甘草6g。

肾性血尿病久的患者，往往会有腰膝酸软无力、双下肢酸沉、耳鸣、眩晕、水肿、尿少或小便清长、肢冷畏寒等肾虚的证候，吕仁和教授常用狗脊10g，续断10g，川牛膝30g，杜仲10g，菟丝子30g，女贞子15g，补骨脂10g等加减治疗，此类补肾药不温不燥、不滋不腻，凡单纯肾气虚者适宜之。

肾小球性血尿的患者在临床往往肾虚血瘀、水湿停留兼见。肾虚，温煦气化不利，致使肾主水功能失调，水湿停留；瘀血日久亦能病水，水瘀互结，因此治宜补肾活血利水，吕仁和教授善用泽泻、猪苓利水。如因肾气亏虚，肾气化不利，精微不固、肾失封藏、瘀阻肾络亦可致尿血，此时治宜平补肾气，用上述基本方加活血化瘀药，如红花、桃仁、水红花籽、牡丹皮、丹参等。

九、碳类止血法

吕仁和教授为加强止血之力，有时加用数味碳类中药，如大黄炭10g，地榆炭10g，荆芥炭10g进行治疗。《罗氏会约医镜·妇科·尿血》治孕妇劳伤经络，热乘于血而致尿血，用四物汤加山栀发灰方，其中发灰（血余炭）有止血作用。因此，对于年老体虚、尿血日久不愈者，可借鉴四物加碳类止血药以止血疗虚，同时可配伍花蕊石、防风炭、黄芪炭等碳类中药以加强固涩止血的作用。

十、调补脾胃、升清降浊法

吕仁和教授对于脾胃虚弱，全身乏力，纳差，便稀溏，四肢酸懒，气短乏力，小便较多泡沫、色淡红，舌胖有印、舌质淡、苔薄白，脉沉细弱的患者，应用调补脾胃、升清降浊法。常用的基本方：党参20g，芡实10g，炙甘草6g，炒薏苡仁30g，砂仁8g(后下)，金樱子10g，焦三仙各12g，陈皮10g，半夏10g，白茅根20g，升麻10g，柴胡 10g。

升降出入是人体气机最基本的运动形式，它不仅体现出脏腑正常的生理活动，而且维持着各脏腑之间的协调关系。脾主升清，胃主降浊。《素问·六微旨大论》曰："非出入，则无以从生长壮老已；非升降，则无以生长化收藏。"叶天士倡"脾宜升则健，胃宜降则和"。脾虚不健、清阳不升、脾不统血可致尿血、淋浊，用六君子汤合半夏泻心汤加减治疗。

十一、数法并用

吕仁和教授在治疗肾性血尿时并不拘泥于以上诸法，由于肾性血尿患者原发病的不同、病理类型有异，临床症状也不尽相同，并且因病程迁延，往往多虚实夹杂或病涉多脏。因此，在临床辨证基础上往往灵活应用上述诸法，并且有时数法并用，在临床取得了明显疗效。吕仁和教授用药简约，处方轻灵而不庞杂，主次分明，有自己处方用药的特点。

第五节

分期辨证论治慢性

肾脏病常用 16 法

吕仁和教授根据中医学对慢性疾病发生发展的规律——虚、损、劳、衰（即久虚不复受损成为虚损、久损不复转为劳成为虚劳、久劳不复转为衰成为虚衰）的认识，将各种慢性肾脏疾病分为早期（虚损期）、中期（虚劳期）、晚期（虚衰期）论治。根据美国肾脏基金会拟定的标准，吕仁和教授认为早期相当于 CKD 1—2 期，即肾小球滤过率（GFR）在60mL/min 以上；中期（虚劳期）相当于 CKD 3 期，GFR 在59 ～ 30mL/min 之间；晚期（虚衰期）相当于 CKD 4—5 期，GFR 在 29mL/min 以下。现将其治疗慢性肾脏病的经验整理如下。

一、早期（虚损期）

吕仁和教授认为本类疾病的病因主要是风邪热毒伤肾，其早期的中医学病机属虚损，肾脏的病理变化有微型癥瘕形成，治疗以解除病因为主，兼以修复肾脏损伤，争取康复，常用 5 法。

1. 散风清热、解毒活血法

凡临床检查见到血尿（有异形红细胞），或有蛋白尿，病程较短，症状不明显，血压不高，可能有鼻、咽炎症状者，多因风热或风寒化热生毒伤肺损肾。其病机在虚损期，病理损伤轻浅，认真防治可望痊愈。

方药：荆芥炭 10g，防风 10g，炒山栀 10g，蝉蜕 10g，地丁 10g，金银花 15g，连翘 15g，黄芩 10g，丹参 20g，川芎 15g，血塞通 0.2g（分冲）。

荆芥炭是施今墨先生传承，用之可入血分，将风邪外散。丹参、川芎可活血养血，意取血行风自灭之义。若鼻炎不解，加白芷 10g，辛夷 10g；流清涕多者，可加苍耳子 10g，此时应注意苍耳子有毒伤肾，不能久用，更不宜大量使用。同时配合按摩治疗，每天按摩鼻根（印堂以下）、鼻尖 2～3 次，每次 1～3min，最好用震颤手法。若伴有咽炎，大便干者，选用牛蒡子 10～15g；大便稀者，用板蓝根 20g，锦灯笼 6～10g（秦伯未先生传承）。平时常捏列缺穴（捏之疼甚时急以轻摩缓解）；若鼻咽部疼痛，并引致前额处头晕痛时，可捏神门穴。血塞通为三七制剂，有活血、止血、修复损伤的作用。平时可服百令胶囊，以助肾养肺，亦可预防感冒。

2. 散风清热、疏利肝胆法

凡尿中蛋白不除，血尿不减，并有胸胁不适，口苦，咽干，大便不爽，舌苔薄黄，脉弦，多因风邪热毒伤肾，肝胆瘀滞。

方药：荆芥炭 10g，防风 10g，炒山栀 10g，蝉蜕 10g，银柴胡 10g，黄芩 10g，茵陈 30g，牡丹皮 15g，赤芍 15g，白芍 20g，丹参 30g，川芎 15g，枳实 10g，甘草 10g，血塞通 0.2g（分冲）。

若平素易感冒者，加猪苓 30g，灵芝 20g；若气血不足者，加生黄芪 30g，当归 10g，或加服百令胶囊 2 粒，每日 3 次。

3. 散风清热、化湿活血法

凡尿中有潜血或蛋白，伴大便溏薄，四肢沉重，疲乏无力，舌胖、苔白，脉滑数者，多因风热夹湿，化毒伤及脾肾，导致血脉不活。

方药：荆芥炭 10g，防风 10g，炒苍术、炒白术各 10g，黄柏 10g，川牛膝 30g（不用怀牛膝），丹参 30g，川芎 15g，生薏苡仁 30g，车前子 30g（包煎），血塞通 0.2g（分冲）。

4. 散风清热、行气活血、清热解毒法

凡尿中有蛋白、血尿，口唇、面色暗，鼻、咽、口腔生疮，大便不爽，胸脘胁胀或女性月经色黑者，多是风毒伤肾，气郁血瘀。

方药：荆芥炭 10g，防风 10g，炒山栀 10g，蝉蜕 10g，银柴胡

10g，赤芍 15g，白芍 15g，枳实壳各 6～10g，升麻 6g，黄连 10g，牡丹皮 20g，香附 10g，乌药 10g，川芎 10g，桃仁 10g，红花 10g，甘草 10g，血塞通 0.2g(分冲)。

5. 散风清热、消食和中法

凡尿中有血、蛋白，体胖，多食肉类，舌苔黄，脉数者。多因积滞内停损伤脾胃。

方药：荆芥炭 10g，防风 10g，炒山栀 10g，蝉蜕 10g，茵陈 30g，陈皮 10g，半夏 10g，焦三仙 30g，血塞通 0.2g(分冲)。若大便干结，舌苔黄厚，加酒军 10～15g(后下)，应注意便通则停。

二、中期（虚劳期）

此期中医学病机为虚劳，即久损不复转为劳，肾脏病理损伤加重，可见到小中型瘕瘕，血压有时升高。临床可见腰腿酸疼，易于疲乏，面色少华，示病损已涉及气血经络，邪未除，正已伤，但肾功能尚能代偿，此期治愈希望不大，治疗以解除病因、加强修复劳损为主，以减轻肾脏损害，延缓病情发展，治法常需通经活络，行气活血，血压高者可配合降压药，常用 5 法。

1. 通经活络、行气活血法

凡血尿不减，或有尿蛋白，并有腰腿酸疼，易于疲乏，常有急躁，舌胖质暗、脉沉弦数者，多属气滞血瘀，经络受阻。

方药：狗脊 10g，续断 10g，川牛膝 30g，丹参 30g，川芎 15g，香附 10g，乌药 10g，银柴胡 10g，红花 10g，桃仁 10g，水红花子 10g，甘草 10g。

气滞解后，可常服六味地黄丸，每次 1 丸，每日 2 次，配血塞通，每次 0.1g，每日 2 次。

2. 通经活络、健脾利湿法

凡尿蛋白，尿潜血不减，并见腰腿沉重，纳谷不香，大便偏溏，疲乏无力，肢体酸疼，轻度浮肿者，属脾肾受伤，湿郁经络。

方药：狗脊 10g，续断 10g，川牛膝 30g，炒杜仲 10g，炒白术 20g，山药 10g，炒薏苡仁 30g，车前子 30g（包煎）。可加济生肾气丸，每次 1 丸，每日 2 次。

若血尿多者，加女贞子 20g、墨旱莲 20g；若尿蛋白多者，加金樱子 10g，芡实米 20g；若气血不足，加生黄芪 30g，当归 10g，黄芪可以生肌长肉，有利于修复劳损，当归配黄芪调补气血；若有腹泻，加木香 10g，黄连 10g；若两寸脉弱，可重用黄芪 60g；若两尺脉弱，加附片 10g（董建华先生传承）；若下肢冷痛，加生鹿角片或镑 10 ~ 20g。

3. 通经活络、疏肝解郁、滋养肝肾法

凡有血尿、蛋白尿，并有腰疼腿酸，胸脘痞满，纳谷不香，口苦，易有头晕，血压偏高，脉弦者，示经络不活，肝肾亏虚，肝郁气滞。

方药：狗脊 10g，续断 10g，川牛膝 30g，丹参 30g，牡丹皮 15g，银柴胡 10g，赤芍、白芍各 15g，炒枳壳、炒枳实各 6g，香附 10g，乌药 10g，甘草 10g。

若口苦、烦急、头胀目涩者，是肝火已甚，加龙胆草 10g，夏枯草 10g；若大便干、面目胀、头晕者，加酒军 10g，并注意便通则减。可常服杞菊地黄丸，每次 1 丸，每日 2 次，配血塞通，每次 0.1g，每日 2 次。

4. 通经活络、活血化瘀法

凡尿蛋白，尿潜血不减，并有腰腿酸疼，夜间加重，口唇舌暗，常有脱发，疲乏无力等，属经络阻滞，血脉不活。

方药：狗脊 10g，续断 10g，川牛膝 30g，炒杜仲 10g，丹参 30g，川芎 15g，红花 10g，桃仁 10g，水红花子 10g，刘寄奴 10g。加血塞通，每次 0.1g，每日 2 次。

5. 通经活络、调补气血法

凡尿血或有尿蛋白，并有腰酸腿软，夜间加重，口唇舌暗，常有脱发，疲乏无力，面色少华，脉沉细，两寸不足者，是因气血不足，血脉不活，经络阻滞。

方药：狗脊 10g，续断 10g，川牛膝 30g，生黄芪 30g，当归 10g，太子参 30g，丹参 30g，桃仁 10g，红花 10g，川芎 15g，灵芝 20g。加血塞通，每次 0.1g，每日 2 次。

三、晚期（虚衰期）

晚期的中医学病机属虚衰，肾脏的病理变化有中大型癥瘕形成，肾脏功能严重受损，浊毒内留，并影响全身其他器官功能。治疗拟和降浊毒，通活血脉，扶正祛邪，兼治受损器官，以减轻患者痛苦，常用 6 法。

1. 调补阴阳气血、和降浊毒法

常见症状：疲乏无力，肤色苍黄，怕冷又怕热，关节酸疼，舌胖、暗淡，脉沉细数，两寸不足等，属气血阴阳俱虚，浊毒内留。

方药：生黄芪 30g，当归 10g，陈皮 10g，半夏 10g，丹参 30g，牡丹皮 15g，赤芍 15g，熟大黄 10g，威灵仙 10g，秦艽 15g，甘草 10g。

2. 调补气血肝肾、通活血脉、和降浊毒法

常见症状：疲乏无力，头晕目眩，急躁易怒，便干，尿黄，视物模糊，常易转筋，爪甲枯萎，耳轮始干，舌胖暗红、舌苔黄腻，脉弦滑数等，属气血肝肾虚衰，浊毒内留，经脉瘀阻。

方药：生黄芪 30g，当归 10g，菊花 10g，枸杞子 10g，山茱萸 15g，生地黄 20g，元参 15g，牡丹皮 15g，白芍 20g，赤芍 15g，丹参 30g，红花 10g，桃仁 10g，熟大黄 15g，木瓜 20g，山栀 10g，甘草 10g。

3. 调补气血脾肾、和降浊毒、活血利水法

常见症状：全身轻度水肿，四肢沉重，纳谷不香，尿少便溏，肌肤甲错，舌胖略淡、舌苔白厚腻，脉细滑数等。属脾肾虚衰，浊毒内留，水郁血瘀。

方药：生黄芪 30g，当归 10g，炒苍术 10g，炒白术 10g，猪苓 30g，茯苓 30g，陈皮 10g，半夏 10g，熟大黄 10g，姜黄 10g，车前子

30g (包煎)。

4. 调补气血心肾、活血利水、和降浊毒法

常见症状：心悸，气短，胸闷，咳喘，不能平卧，二便不爽，纳谷不香，下肢肿甚，耳轮焦干，舌胖暗淡，脉数无力等，属心肾虚衰，血瘀水聚，浊毒内留。

方药：生黄芪 30g，当归 10g，太子参 30g，麦冬 10g，五味子 10g，葶苈子 30g，桑白皮 30g，苏梗 10g，香橼 10g，佛手 10g，丹参 30g，川芎 15g，泽兰 30g，陈皮 10g，半夏 10g，熟大黄 10g，姜黄 10g。

5. 调补气血肺肾、泻肺利水、和降浊毒法

常见症状：胸闷，咳喘，不能平卧，脘痞纳呆，面色紫暗，肌肤甲错，舌胖暗红，脉细滑数等。属肺肾虚衰，水聚肺阻，浊毒内留。

方药：桑白皮 30g，黄芩 10g，麦冬 10g，北沙参 20g，葶苈子 30g，大枣 12g，猪苓 30g，茯苓 30g，陈皮 10g，半夏 10g，熟大黄 10g，红花 10g，桃仁 10g，川芎 15g，甘草 10g。

6. 保心益肾养脑、活血通络降浊法

常见症状：心悸，胸闷，气短，头晕，腰腿酸软，水肿，尿少，或 CT 示有脑梗死，舌暗，脉涩者，属心肾虚衰，脑脉瘀阻，浊毒内留。

方药：生黄芪 30g，当归 10g，太子参 30g，桃仁 10g，红花 10g，水红花子 10g，牡丹皮 15g，赤芍 15g，陈皮 10g，半夏 10g，川牛膝 30g，川芎 15g，白芍 30g，柴胡 10g，枳实 10g，熟大黄 10g，姜黄 10g。

吕仁和教授在治疗慢性肾脏病时，除分期辨证论治予口服中药外，还特别重视饮食、运动、心理三项基本措施的指导，嘱患者少食鸡、鸭、鱼等各种肉类 (赵绍琴先生传承)；调整心态，避免情绪急躁或抑郁；运动以轻、缓、少为原则。临床擅长运用各种治疗措施，故取得了良好疗效。

第六节

肾小球性血尿分型辨证与辨病治疗经验

一、肾小球性血尿分型辨证论治经验

肾小球性血尿的发生，可见于多种病症。宜从血尿情况入手，结合发病前后之伴随症状及诱发和加重因素，对其病因之外感内伤，病性之寒热虚实以及病变脏腑进行综合辨治。一般而言：血尿颜色鲜红者，多属热盛迫血而致；尿色淡红者，多由气不摄血而发；若见尿中夹有血丝、血块者，则属瘀血内阻之证。若血尿起病急骤，或伴尿道灼热，或伴发热恶寒，口苦咽干，舌红，脉数者多属实证；病程日久，尿色淡红，倦怠乏力，或伴潮热盗汗，腰膝酸软，舌淡脉弱者多属虚证，又有阴虚、气虚、肾虚、脾虚之分。由外邪所致血尿多以邪热之证为主；由内伤而致者则伴阴阳偏盛，气血亏虚之全身症状。据此吕仁和教授将本病分以下十型论治。

1. 风热伤肺，移损肾络

病由风邪外袭，首先犯肺，肺失宣肃，表邪化热，传经入里，灼伤脉络而出现血尿。

主症：多于恶风发热、眼睑浮肿之后出现肉眼或镜下血尿，伴咽喉疼痛，汗出口渴，苔薄而黄，脉浮或兼数。

治法：疏风清热，凉血止血。

方药：桑叶、蝉蜕、黄芩、牡丹皮、生蒲黄（包）各10g，金银花、连翘、赤芍各20g，野菊花15g，小蓟、白茅根各20g。

2. 风寒化热，伤及肾络

主症：小便带血或镜下血尿，伴头身疼痛，肢节酸痛，咳嗽痰黄白相间，舌体胖、苔黄，脉沉紧偏数。

治法：疏风散寒，清热止血。

方药：荆芥、蝉蜕、马勃（包）、前胡各10g，猪苓、桑枝各30g，防风炭6g，三七粉（分冲）3g。

3. 热毒内盛，灼伤肾络

主症：发热恶寒，头昏恶心，腰腿酸痛，口渴多饮，纳谷不馨，大便秘结，尿频急热痛，色黄赤，尿血色鲜红，舌质红、苔黄，脉弦紧数。

治法：清热解毒，凉血止血。

方药：金银花、连翘、石韦、生地黄、生地榆各30g，黄芩、黄柏、生大黄各10g，牡丹皮15g，生甘草梢6g。

4. 心火移肾，脉络受伤

主症：小便热赤，尿中带血，血色鲜红，心烦易怒，少寐多梦，口舌生疮，舌尖红、苔薄黄，脉细数。

治法：滋阴养心，清热泻火。

方药：细生地黄、白茅根、小蓟各30g，山茱萸、丹参、车前草各15g，麦冬、竹叶各10g，黄连6g。

5. 气滞血瘀，脉络受损

主症：尿血色暗，或夹血丝、血块，少腹刺痛，或可触及积块，时有低热，舌质紫暗或有瘀点，脉沉细或细涩。

治法：行滞化瘀，养血止血。

方药：桃仁、红花、牛膝、当归、枳壳、柴胡各10g，生地黄、川芎各30g，赤芍20g，甘草6g。

6. 郁瘀化毒，肾络受损

主症：面唇发黯，全身发紧或发胀，甚则消瘦低热、脱发，月经色暗或有瘀块，大便干结，尿中反复见血，舌暗，脉沉细或涩。

治法：疏郁活血，泻火解毒。

方药：柴胡、枳壳、枳实、赤芍、白芍各10g，白花蛇舌草、半边莲、石韦、猪苓各30g，生甘草6g，云南白药0.5g（分冲）。

7. 湿热内蕴，下注伤肾

主症：小便带血，血色鲜红，或伴砂石，腰腹疼痛拘急，脘痞腹胀，便秘，舌质红、苔黄腻，脉弦滑数。

治法：清热利湿，化石止血。

方药：石韦、金钱草各 30g，萹蓄、车前草、白芍各 15g，海金沙、鸡内金、甘草梢各 10g，大黄 6g。

8. 脾不统血，气虚失摄

主症：尿血日久，尿色淡红，面色萎黄，神疲乏力，气短声怯，纳呆便溏，腰酸腿软，或兼齿衄、肌衄，舌胖、淡暗，脉细弱。

治法：补气摄血，养血止血。

方药：黄芪、太子参各 30g，当归、熟地黄各 15g，红花炭 10g，柴胡、陈皮、升麻炭各 6g，三七粉 3g（分冲）。

9. 肾气不固，血渗脉外

主症：久病尿血，尿色淡红，腰腿酸软，神疲乏力，舌胖淡暗、苔薄白，脉沉细弱。

治法：补肾固摄，益气止血。

方药：黄精 10g，芡实、金樱子、桑螵蛸各 15g，党参、墨旱莲、生地黄炭各 30g，三七粉 3g（分冲）。

10. 阴虚火旺，灼伤肾络

主症：尿中带血，血色鲜红，头晕耳鸣，腰膝酸软，口干咽干，心烦失眠，舌瘦红、苔薄黄，脉弦细数。

治法：滋阴降火，凉血止血。

方药：生地黄 60g，元参 30g，麦冬 15g，牡丹皮、炒栀子、黄芩、大黄、青黛（包）各 10g，龙胆草 6g。

二、肾小球性血尿辨证治疗经验

肾小球性血尿仅是原发或继发肾脏疾病的一个临床症状。根据其根底疾病的不同，有其自身的发展规律，因而对其治疗也有规律可循。

1. IgA 肾病血尿

多责风热邪毒，气阴两伤。

治法：疏风清热，凉血止血，兼顾气阴。

方药：荆芥、防风炭各 6g，蝉蜕、黄芩、血余炭（包）各 10g，金银花、连翘、沙参、猪苓各 30g，生地黄炭 20g。

2. 紫癜性肾血尿

多为风热入血，损及肾络。

治法：散风清热，凉血止血，补肾活络。

方药：羌活 15g，荆芥、防风、蝉蜕、牡丹皮、紫草、茜草、生蒲黄（包）各 10g，赤芍 20g，石韦、猪苓、生地黄各 30g。

3. 多囊肾血尿

多因肾体胀大，肾失固摄，兼有瘀血。

治法：补肾固摄，益气止血。

方药：黄精、党参、墨旱莲各 30g，当归、血余炭（包）各 10g，云南白药 0.5g（分冲）。

4. 狼疮肾血尿

多为血中热毒不除，伤及肾络。

治法：行气活血，清热解毒，兼顾气阴。

方药：柴胡 10g，枳壳、枳实各 6g，丹参、赤芍、金银花、连翘各 20g，石韦、生地黄炭、白花蛇舌草、猪苓各 30g，三七粉 3g（分冲）。

5. 急性肾盂肾炎血尿

多为肾中蕴热，化火伤络，常有肝经瘀滞。

治法：舒郁清热，通淋泻火。

方药：柴胡 15g，枳壳、枳实、陈皮各 10g，白芍、连翘、生地黄、生地榆、金钱草、石韦各 30g，生大黄 6g。

6. 肾结核血尿

多为阴虚火旺，肾络灼伤。

治法：滋阴泻火。

方药：生地黄、元参、黄精、地骨皮各 30g，大黄炭 20g，山茱萸、血余炭（包）各 10g。同时配合抗结核治疗。

7. 乳糜尿血尿

多由丝虫病引起，多责气机阻滞，肾失固摄。

治法：调理气机，补肾固摄。

方药：柴胡、枳壳、枳实、生甘草各 6g，丹参、白芍各 30g，芡实、金樱子各 15g，鹿角霜 20g，桑螵蛸 10g，三七粉 3g（分冲）。

8. 肾癌血尿

对不适宜手术者可采取中药治疗，责之毒热内蕴，气阴俱伤。

治法：清热解毒，兼顾气阴。

方药：半枝莲、草河车、猪苓、元参、黄精各 30g，云南白药 0.5g（冲）。

治疗时应做到辨证论治与辨病论治有机结合，并据病程长短、证候虚实、夹兼外邪等情况灵活运用，并配合饮食及生活调理，方可取得满意疗效。

第七节

从五脏论治慢性肾脏病经验

慢性肾脏病是以原发性或者继发性肾脏损伤为特征的一类临床常见综合征，近年来成为中西医共同研究的热点难题。吕仁和教授灵活运用中西医知识，不囿于"肾病治肾"，善于从五脏论治慢性肾脏病，临床疗效显著，具体介绍如下。

一、从心论治

心与肾关系密切，肾脏生理功能的维持有赖血液的正常输注，而心主血脉，在血的生成过程和血的运行方面，心都发挥着重要的作用。首先在血的生成方面，《素问·经脉别论》云："食气入胃，浊气归心，淫精于脉。"《灵枢·决气》云："中焦受气取汁，变化而赤，是谓血。"血的生化靠脾运化精微，经心化赤而成。故称"奉心而赤"。其次在血的运行方面，血的正常运行，有赖于脉管的完整和脉气的旺健，其动力主要是宗气。《灵枢·邪客》云："宗气积于胸中，出于喉咙，以贯心脉，而行呼吸。"宗气"贯心脉"以行气血，一是直接推动血行，使气血如潮汐般布散至全身；二是作用于心，如张锡纯在《医学衷中参西录》中说："心机之跳动，亦为大气所司也。"心脏推动血液在经脉内循行的功能，全赖心气的作用，生理情况下心气强健，推动血液运行的功能正常，气血运行通畅，才能周流全身，灌注脏腑，以维持五脏六腑的正常功能，同理，心气与维持肾的正常生理功能密切相关。而病理状态下，如心气虚，推动血液运行的功能减退，血脉不畅，导致瘀血内阻，则变证横生。具体到肾而言，心气不能推动血液灌注于肾，则肾络不通，瘀血阻滞，微型癥瘕形成，最终导致肾体劳衰，肾用失司，浊毒内停，耗伤气血，导致慢性肾脏病的形成或加快慢性肾脏病的进程。

吕仁和教授基于"心主血脉""治肾病活血化瘀"的理论提出从心论治慢性肾脏病。临床治疗中，无论患者是否确诊为心血管疾病，吕仁和教授都习用太子参，常用量为30g。取其益气养心之效，助心气以行血，从上流源头解决肾络瘀血形成的根源问题。此外，他常使用赤芍、牡丹皮活血化瘀、凉血散血，针对已然形成的肾络瘀血进行治疗，以期血脉通畅。

二、从肝论治

肝主疏泄，调畅情志。肝气条达，情志舒畅，则百病不生；肝气郁结，情志不舒，则百病横生。肝藏血，肾藏精，精血互生，荣则俱荣，衰则同衰。即肾精滋养于肝，使肝之阴血充足，以制约肝阳过亢；肾精又赖肝血的不断补充而化生，使肾精充足以维持肾阴、肾阳的协调稳态。《医宗必读》中就有"乙癸同源论"的相关论述。

吕仁和教授临床治疗慢性肾脏病时尤其重视调肝。从病因看，慢性肾脏病的患者多因疾病、生活、经济等多方面的担忧而导致情志不舒，大多数存在不同程度的情绪障碍，而不同的负性情绪又会影响气机的升降出入，正如《丹溪心法》中所云："气血冲和，百病不生；一有怫郁，诸病生焉。"情志不调导致气机瘀滞，常常可加快慢性肾脏病的进程。从症状上看，慢性肾脏病患者多有胁痛、善太息等肝气瘀滞的表现，或有口干、口苦等肝经郁热的表现，或有头晕、目眩等肝阳上亢的表现。从治法上看，吕仁和教授在慢性肾脏病的诊治中，尤重调畅情志、调畅气机，强调疏理肝气，用药主张疏柔相配、清养并用。具体用药：柴胡、香附行气疏肝；赤芍、白芍养血柔肝；栀子苦寒清降，清泻三焦火邪，利于泻火清肝；枸杞子甘平、归肾经，可滋肾养肝。疏、柔相配，疏肝、清肝不伤阴血；清、养并用，柔肝、养肝不碍疏泄。我们总结吕仁和教授从肝论治慢性肾脏病的常用药对：疏肝常用香橼、佛手，温肝常用香附、乌药，调肝常用柴胡、白芍，调畅气机常用枳实、枳壳，滋肝常用枸杞子、白菊花，平肝常用天麻、钩藤，镇肝清肝常用珍珠母、石决明。

三、从肺论治

肺在体合皮，其华在毛。皮毛包括皮肤、毫毛、汗腺等，为外围屏障，护卫肌表、防御外邪。卫气行于脉外，内通脏腑、外达肌肤、汗孔，遍布全身，具有卫护肌表、抵御外邪入侵的功能。而卫气要通过肺的宣发才能布散于周身皮毛，发挥其正常功能。所以，肺气在卫表御邪方面起关键作用。而肾为元气之根，慢性肾脏病患者往往肺气亏虚、卫外不固，多发外感，反过来外感又会加快慢性肾脏病的进程。因此，吕仁和教授在临床治疗慢性肾脏病患者时，尤其注重补肺固表，保护正气，以御外邪，这也是治未病的思路。具体用药常用灵芝、红景天、猪苓。灵芝性甘，平，偏温，归心、肺、肝、肾经，可补气安神、温肺化痰、止咳平喘；红景天性甘，寒，归脾、肺经，可健脾益气、清肺止咳、活血化瘀。二者一偏温一偏凉，都归肺经，且都有补养五脏之功，吕仁和教授将二者合用取其补肺固表、调和阴阳之效。

肺与肾在水液代谢方面关系密切。肾为主水之脏，其气化作用贯穿在水液代谢的始终；肺为水之上源，主行水，宣发肃降，通调水道。二者相互配合，共同维持人体水液代谢的协调平衡。慢性肾脏病患者常出现水液代谢障碍，表现为双下肢水肿或双侧眼睑浮肿，甚至胸水、腹水等。吕仁和教授临床善于从肺论治此类水肿，如用葶苈大枣泻肺汤等以泻肺逐水。

此外，肺与肾之间还存在金水相生的关系，《时病论》云："金能生水，水能润金。"即肺、肾之阴相互滋养。所以，吕仁和教授在治疗慢性肾脏病出现肾阴虚等表现时，不忘滋肺阴，常用沙参、玉竹之类。

四、从脾论治

脾主运化，为后天之本，肾主藏精，为先天之本；脾主运化水液，肾主水。先后天相互促进，先天生后天，后天养先天，脾主运化，全赖脾之阳气作用，而脾阳有赖肾阳温煦才能强盛；肾主藏精，但肾精须得到脾运化的水谷精微之气不断滋生，才能充盛不衰。水液代谢方面，脾主运化水液，为水液代谢的枢纽，肾主水，气化作用贯穿于水液代谢的始终。《景岳全书》有"其本在肾""其制在脾"。脾肾相关，过用补肾之品有滋腻碍胃之嫌，一旦胃气壅滞，再有滋补之品亦难达病所，反而化生痰湿。故诸多医家提出"补肾不若补脾"的观点。如朱丹溪云："补肾不如补脾，脾得温则化而食味进，下虽暂虚，亦可少回。"陈修园亦曰"人之既生，全赖中宫输及肾后肾得补益""真阴精血亏损，必救太阴阳明"。甚至还绝对地说："真正肾虚，必专补脾。"

吕仁和教授将肾病治脾的思路贯穿于慢性肾脏病治疗的全过程中。不仅临床用药重视健脾祛湿，时时顾护胃气，还在饮食调护中告诫患者饮食清淡、保养脾胃。常用药对有熟地黄和砂仁。熟地黄甘，微温，归肝、肾经，可补血养阴、填精益髓，为补肾阴之要药，古人云其"大补五脏真阴""大补真水"，但其性质黏腻，有碍消化。砂仁辛，温，归脾、胃、肾经，可化湿行气、温中止泻。二者相伍，补肾而不碍脾。另外，对于慢性肾脏病患者脾不运化、湿浊内停者，吕仁和教授还常用苍术、白术以健脾燥脾，用猪苓、茯苓以健脾渗湿，用炒薏苡仁以健脾利湿。此外，吕仁和教授擅长应用药膳食疗的方法治疗慢性肾脏病，缓缓图之，日久见功，也是强调后天之本，补脾以养肾。

五、从肾论治

补肾法是中医治疗慢性肾脏病常用治法之一。《素问·六节藏象论》云："肾者，主蛰，封藏之本，精之处也。"肾科临床常见"肾风""水肿""尿血""淋证""腰痛""关格""虚劳"等病证，其发生皆以肾虚为本，大多因虚致实，因实更虚，最终步入劳损之途。

吕仁和教授临床治疗慢性肾脏病治肾之法不仅在于补肾精、补肾气、温肾阳、滋肾阴，他强调补督脉、强腰膝。《素问·脉要精微论》云"腰为肾之府"，强腰则壮肾。所以在临床治疗慢性肾脏病时，尤其应重视对腰酸腰痛的治疗。从脏腑辨证而言，腰酸痛病位主要在肾，从经络辨证分析，诸多经络循行经过腰际，如足太阴脾经、足阳明胃经、足厥阴肝经、足少阳胆经4条经循行通过腰际。《素问·刺腰痛》认为足六经致病，皆有腰痛。此外，任、督、冲、带等奇经八脉，亦经腰间。阴维、阳维、阴蹻、阳蹻均由身侧自足到头，行经腰际。奇经八脉和足六经等经络瘀滞不通，腰部气机壅滞、血络瘀阻，不通则痛，同样可导致腰酸痛。提示通经活络也是缓解腰酸痛症状的重要方法。

吕仁和教授认为肾脏病变亦可因人体十二经脉五脏六腑之气血阴阳失于温煦濡润而发，而奇经八脉的不足有时亦可影响正经脏腑功能，此时如单独益肾则不如壮督益肾，治从正经结合奇经可事半功倍。临证常选用狗脊、续断、杜仲、肉桂、牛膝等以壮督益肾，选用五味子、山药、芡实、金樱子等以固摄下焦；选用熟地黄、枸杞子入肝肾填精髓以治督脉；并以鹿角胶等"有情之属"直通督脉。尤其川牛膝、狗脊、续断3味药使用频率较高，此3味药不仅补肾强腰还具通的特点。川牛膝擅长活血通经，续断能通利血脉，狗脊一药，《本草经疏》谓其为"补而能走之药也"，《本草正义》谓其"能温养肝肾，通调百脉，强腰膝，坚脊骨"。在吕仁和教授防治糖尿病的"二五八"综合方案中，中医按摩和针灸治疗是一项重要措施，目的同样在于疏通经络、壮督益肾。

六、经验总结

人体是一个统一的有机整体，五脏之间相互联系，肾脏正常功能的实现有赖其他四脏的支持，心、肝、肺、脾功能失调会加快慢性肾脏病进程，而慢性肾脏病又可能通过病气传变影响其余四脏的功能。故而，从五脏论治慢性肾脏病是中医整体观、辨证论治理论的具体实践，临床用于治疗慢性肾脏病疗效显著。

气、血、津、液是构成人体和维持生命活动的基本物质，心、肝、肺、脾与肾关系密切，具体表现各不相同。心主血脉，心气与肾脏血液循环密切相关；乙癸同源，肝气、肝血、肝阴、肝阳与肾皆有关系；金水相生，肺为水之上源，肺阴、肺气与肾息息相关；先后天相关，脾气与肾密不可分。此外，脏腑经络相关，十四正经与奇经八脉皆有可能影响肾的生理功能。临床治疗时要辨证论治，具体问题具体分析，选择不同的论治方法，才能提高治疗慢性肾脏病的疗效。

第八节

从肝论治慢性肾脏

病经验

慠性肾脏病是一组临床综合征，是各种原因引起的慠性肾脏结构和功能障碍（肾脏是由损害病史大于 3 个月）。其病情进展，可发展为终末期肾脏病。但是由于其病机的复杂，起病的隐匿，和缺乏有效的治疗手段，慠性肾脏病防治仍是世界范围内公共健康问题。吕仁和教授从事肾脏治疗数十年，形成独特地行之有效的治疗慠性肾脏病的经验，其治肾而不拘泥于肾，提出从五脏论治肾病。本节从"肝肾同治"角度，介绍吕仁和教授从肝论治慠性肾脏病的经验。

一、肝肾同治理论探讨

肝与肾两脏之间关系密切，从古时起，有"肝肾同源""精血同源""乙癸同源"的说明。从五行角度来说，肝属木，肾属水，水生木，则肾水可滋养肝木，肝木之气调达则肾水调节亦运行有序。从精血角度来说，肝藏血，肾藏精，二者之间存在着精和血相互滋生和相互转化的关系。肾精充足肝血就可以得到滋养，肝血充盈，使血能化精，肾精才能充满。也就是说血的化生有赖于肾中精气的气化，肾中精气的充盛也赖于血的滋养。《素问·阴阳应象大论》亦云："肾生骨髓，髓生肝。"可见《内经》认为，"肾"是通过"髓"生养"肝"而体现"母子"联系的。而"骨髓"既是肾精的物质载体，又是肝血的化生基础，正所谓肾生髓、髓生血，而肝藏血。故而称之"肝肾同源"，亦称之"精血同源"。而李中梓提出"乙癸同源、肝肾同治"，是用天干和八卦进行推导的，"肝属东方甲乙木，肾属北方壬癸水"，虽有唯心成分，但是肝肾同治确实值得深入研究的。

肝肾之间除了滋生、涵养的关系，肝主疏泄与肾主封藏之间亦存在着相互制约的关系。这种制约关系既与上文所述精、血物质基础相关，还与气机气化运动有关，正所谓一开一阖，一泻一藏，疏泄有序，封藏有度，相互制约，阴阳平衡。

不但"肝肾"生理联系如此，病理影响亦是如此。所谓"水不涵木"，即指肾阴不足可引起肝阴不足，阴不制阳则导致肝阳上亢，反之，如果肝阴不足亦可导致肾阴亏虚，相火妄动。《灵枢·本神》中有"肝藏血，血舍魂，肝气虚则恐""恐惧不解则伤精，精伤则骨酸痿厥""肾藏精，精舍志，肾气虚则厥"，则是从"恐伤肾"角度，阐释了肝肾之间的病理关系。

从疾病治疗角度来看，"肝肾同治""滋水涵木"是临床常用的治疗方法。《医宗必读》云："东方之木，无虚不可补，补肾即所以补肝；北方之水，无实不可泻，泻肝即所以泻肾。"《千金要方》中则指出下焦病的治疗应"热则泻于肝，寒则补于肾"。说明历代医家大多重视肝肾在治疗中的相关性，二者兼顾，采用相应的虚实补泻手法。

二、慢性肾脏病从肝论治临床思路

吕仁和教授认为，由于肝肾之间密切的相关性，故而在治疗慢性肾脏病时，务必牢记治肾必不可伤肝，治肾必须兼顾护肝，甚至治肾当先治肝。其主要治疗思路有三，现简要述之。

1. 疏肝理气调肝气郁结

肝主疏泄，调畅情志。肝气条达，情志舒畅，则百病不生；肝气郁结，情志不舒，则百病横生。所谓"大气一转，其气乃散"。就是在强调气机调畅的重要意义。气滞不行，则血行不畅，津液失布，血瘀痰湿等病理产物产生，胶结于肾络，形成微型癥瘕，损伤肾络，导致肾脏病变。吕仁和教授临床中常用小柴胡、四逆辈加减用药，并善用理气药对，如香附配乌药，二者一行血分为主，一走气分为要，二药合用对于湿浊阻滞肾络，气机不畅者，可起到调畅气机、助利湿邪。再如枳壳配枳实气血双调，直通上下，逐气破结、泄热降浊，使三焦通畅，使湿浊从谷道而去。

2. 清利湿热祛肝经之邪

慢性肾脏病患者多有反复感染病史，或有醇酒肥甘之嗜好。若反复外感，邪入于里，湿热留滞，若喜醇酒肥甘，损伤脾胃，湿热内生，内犯于肝，肝失疏泄，气机不畅，升降失常，络脉瘀滞，积久蕴毒，伤及肾络，形成肾络微型癥瘕。吕仁和教授临床中常用茵陈、栀子清肝经湿热，或配合赤芍、牡丹皮凉肝凉血。

3. 滋水涵木养肝阴不足

肝藏血，肾藏精，精血互生，荣则俱荣，衰则同衰。即肾精滋养于肝，使肝之阴血充足，以制约肝阳过亢；肾精又赖肝血的不断补充而化生，使肾精充足以维持肾阴、肾阳的协调稳态。所谓"肝肾同源"，体现在少阴肾母亏虚，则厥阴肝子不足，治疗时一方面要求治肾必不可伤肝，另一方面滋肾可以养肝。吕仁和教授用药时最常用女贞子、五味子、枸杞子滋补肝肾、肝肾同治。枸杞子、女贞子均归肝、肾经，为临床中常见的滋补肝肾之品，二者药理学研究表明，均有保护肝脏及免疫调节的作用。五味子味酸，虽未归肝经，但《素问·藏气法时论》有云"肝欲散……酸泻之"，肝的升发功能过旺，需要酸味药物收敛泻肝。酸味入肝，故五味子乃肝之药也，具有保肝护肝、提高免疫等作用。

三、病案举例

病案 1

曹某，男，26 岁。就诊于 2015 年 11 月 10 日。患者 2013 年 10 月于"泌尿系感染"后发现，尿潜血（+++），尿红细胞变形率 70% ～ 80%，于军区总医院输液治疗后（具体不详），尿频尿急症状缓解。但此后多次查尿潜血(++ ~ +++)，尿蛋白(+ ~ ++)，未予重视。2015年3月，因腰痛乏力，于当地医院就诊，查血肌酐137μmol/L、尿酸437μmol/L；尿常规：尿潜血(+++)，尿蛋白(+)，予海昆肾喜等药物治疗后血肌酐降至正常。症见：倦怠乏力，腰背酸痛，肢体困重，偶有胸闷气短，眼干，口干，时有头晕，纳可，眠差，小便多泡沫，大便1~2日一行，成形不干。自2015年3月诊断高血压。辅助检查：2015年11月1日：尿常规：尿蛋白(+)，尿潜血(+++)；生化：肌酐86.3μmol/L、尿酸438.6μmol/L、甘油三酯2.69mmol/L、低密度脂蛋白1.47mmol/L；肾小球滤过率64.87mL/min。

西医诊断：慢性肾小球肾炎、肾性高血压、高尿酸血症。

中医诊断：慢肾风(湿热血瘀)。

治法：清热利湿活血化瘀。

方药：茵陈30g，炒山栀10g，丹参60g，牡丹皮20g，赤芍20g，山药10g，猪苓30g，白花蛇舌草30g。14剂水煎服，每日1剂。

2015年12月11日二诊：诉腰酸乏力减轻，仍有口干、眼干、时有头晕。近2月时有晨起干呕反酸，夜寐多梦，大便时干时稀。复查：尿常规：尿蛋白(+)，尿潜血(+++)；肾小球滤过率(左侧)38.7mL/min、(右侧)45.2mL/min。于上方中加陈皮10g，淡豆豉30g。14剂水煎服，每日1剂。

患者自行服上方月余，轻微腰部酸沉，口干，食冷则易腹泻。复查24h尿蛋白定量113mg；尿常规：尿蛋白(-)，尿潜血(++)。继于上方加木香10g，黄连10g。此后患者沿用上方加减，病情稳定，尿蛋白阴性~(+)，潜血(+ ~ ++)，血肌酐正常，双肾肾小球滤过率大于80mL/min。

病案2

彭某，男，24岁。就诊于2015年5月22日。其2015年2月体检时发现"尿蛋白、尿潜血"，于当地省人民医院复查：尿蛋白（+++），尿潜血（+++），血肌酐 120μmol/L，24h 尿蛋白定量 4.5g，行肾穿刺活检提示"IgA 肾病 Lee 氏Ⅳ级"，予醋酸泼尼松片 60mg/d，服药 1 周后，查血白细胞 $30×10^9/L$，故改为 30mg/ 日，并予金水宝、雷公藤总甙治疗。平素规律用药，5 月 1 日复查尿蛋白（++）、潜血（+++）、血肌酐 121.5μmol/L。症见：神疲乏力，眼睑浮肿，无腰膝酸痛，无肢体浮肿，时有咳嗽咯痰，食欲旺盛，眠欠佳，多梦，小便有泡沫。夜尿 1 次，大便每日 1 次，成形不干。既往乙型肝炎病史 10 余年。轻度脂肪肝病史。查体：形体肥胖，面色红，面部痤疮。舌淡、有齿痕、苔黄厚腻，脉弦滑数。肾穿病理结果：足突部分融合，系膜基质轻度增生，系膜区和系膜旁区可见块状电子致密物沉积。2015 年 5 月 1 日 24h 尿蛋白定量 4.02g。

西医诊断：IgA 肾病，慢性乙型肝炎。

中医诊断：慢肾风（湿热血瘀水停）。

治法：清热利湿，活血利水。

方药：茵陈 30g，炒山栀 10g，丹参 60g，川芎 10g，灵芝 30g，红景天 20g，猪苓 30g，萆草 30g，红花 10g，水红花子 10g，土牛膝 30g，白花蛇舌草 30g。28 剂水煎服，每日 1 剂。

二诊：服上方 28 剂，自述乏力明显减轻，仍有双眼睑浮肿，时有咳嗽，无肢体水肿，睡眠改善，纳可，二便调。舌黯红、苔薄黄腻，脉滑数。复查：尿常规：尿蛋白（++），尿潜血（+++）；生化：肌酐 124μmol/L、尿酸 341μmol/L、甘油三酯 2.6mmol/L、胆固醇 7.69mmol/L、低密度脂蛋白 4.97mmol/L、谷丙转氨酶 81IU/L、谷氨酰转肽酶 176IU/L。于上方中加入黄芪、当归益气养血，药用：黄芪 60g，当归 15g，茵陈 30g，炒山栀 15g，柴胡 15g，白芍 20g，丹参 30g，灵芝 30g，红景天 20g，水红花子 10g。继予 28 剂水煎服，每日 1 剂。

三诊：患者乏力、眼睑浮肿均好转，复查 24h 尿蛋白定量 586mg；

尿常规：尿蛋白（+），尿潜血（++）；生化：尿素氮 4.93mmol/L、血肌酐 83μmol/L、尿酸 367μmol/L、谷丙转氨酶 62IU/L。此后以上方加减用药 8 个月，24 小时尿蛋白定量波动于 350 ~ 500mg/d 左右，尿素氮、肌酐均在正常范围。

2016 年 2 月底，因过年期间劳累，时有心烦，间断腰酸腰痛，无明显乏力，纳可多梦，大便成形不干，日 1 ~ 2 行。舌黯淡、边有齿痕、苔白腻，脉弦数。复查：尿常规：尿蛋白（+），尿潜血（++）；24h 尿蛋白定量 929.2mg。药用：茵陈 30g，炒山栀 10g，丹参 60g，五味子 10g，枸杞子 10g，女贞子 30g，灵芝 30g，红景天 15g，黄芪 60g，当归 15g，猪苓 30g，白花蛇舌草 30g。14 剂水煎服，每日 1 剂。

此后患者未及时就诊，自行守方 60 剂服用，2016 年 5 月中旬就诊时复查：尿常规：尿蛋白（+），尿潜血（++）；24h 尿蛋白定量 620.9mg；血肌酐 56.1μmol/L、尿酸 418μmol/L、谷丙转氨酶 45IU/L。此后上方加减用药，患者尿蛋白定量再次稳定于 300 ~ 500mg/d。

按：两则医案，吕仁和教授均从肝论治，但各有侧重不同。一则为青年男性，主要从肝经湿热论治，肾脏病早期正气尚存，邪气已盛，湿、热、瘀等多方面因素胶结，邪热壅滞三焦，形成微型癥瘕，致使肾络受损，出现血尿、蛋白尿等表现，治疗时针对邪实着力，方中以茵陈、栀子为君药，茵陈清利湿热、栀子清泻三焦火邪，二者合用清透湿热之邪，使湿热从小便去，佐以牡丹皮、丹参、赤芍凉肝凉血活血，加入猪苓、白花蛇舌草加强清热利湿之效，辅以山药顾护脾肾之本，使邪去而不伤正。在现代药理研究中，茵陈、栀子的利胆保肝作用为大家所认可，此外，茵陈、栀子均有一定的免疫调节及抗炎的作用，针对慢性肾脏病的免疫机制发挥作用。

另一则医案亦为青年男性，亦是从肝论治，但用药辨证更为灵活，并不拘于某一病机，或清利湿热，或舒肝调气，或养肝补肝，审时而动，遣方用药更为灵活。该患者不同于前者的是在 IgA 肾病同时还患有慢性乙型肝炎。初诊时，亦以茵陈、栀子清利湿热为主，并加入红景天、灵芝扶助正气，红花、水红花子活血化瘀。服药后症状稍减，考虑其肝病日久，正气受损明显，肝经气血不通，则于方中加黄芪、当归益气养血，扶正固本，亦加入柴胡、白芍取小柴胡之意，调理气机，使气血调畅，病邪易祛，病情得以控制。逾年因劳累病情反复，此次用药，既有祛湿热、化瘀血、养气血，更加入枸杞子、五味子、女贞子滋肾养肝。其治疗全程正所谓"补肾即所以补肝""泻肝即所以泻肾"。

总之，吕仁和教授遣方时，用药灵活，常常数药并书，简便实用。

第九节

食疗辨治肾脏病

经验

　　吕仁和教授从中医思维出发，结合现代药物学研究，通过辨病及辨证，应用干果、水果等食材治疗慢性肾脏病，疗效突出，并为读者提供了一种新的视角慢性肾脏病是指各种程度的慢性肾脏结构和功能障碍，病程至少3个月。后期会出现肾功能减退，表现为代谢废物潴留、水电解质紊乱、酸碱平衡失调等一系列代谢紊乱综合征。在慢性肾脏病一体化治疗中，饮食疗法具有重要的作用，饮食疗法的早期干预可以降低慢性肾脏病进展的风险，从而延缓慢性肾脏病的发展进程。现代医学强调慢性肾脏病患者应以低盐、优质低蛋白饮食为主，低蛋白饮食可减少蛋白质分解代谢产物的生成和蓄积，从而减轻残余肾单位高负荷的工作状态，延缓肾小球的硬化和肾功能不全的进展；低盐饮食可以减轻慢性肾脏患者肾功能的恶化程度。

　　吕仁和教授在慢性肾脏病的中医食疗方面有自己独到的见解。一方面借鉴了现代医学肾脏病饮食的核心观点，另一方面结合中医辨证思路，灵活应用药食同源的食品进行组合、搭配，指导患者具体应用，大体治疗思路上突出了对病辨证论治的特点。

　　《素问·五运行大论》云："天地阴阳者，不以数推，以象之谓也。"中医的整个思维正是以这种"以象之谓"为基础，以"取象比类"的思维方式贯穿整个思维过程。中医讲究"五行学说"。所谓五行就是木、火、土、金、水，在人体分别对应肝、心、脾、肺、肾五脏。而食物也根据它们的颜色被划分为五类，与人体的"五脏"相互对应，相互滋养。《素问·金匮真言论》云："东方色青，入通于肝……南方色赤，入通于心……中央色黄，入通于脾……西方色白，入通于肺……北方色黑，入通于肾……"五色对应五脏，五色之变反映五脏精气的盛衰常变。不同色泽的药食，同时对相应脏腑起着疗养的作用。

一、补气养血

慢性肾脏病患者病程较长，日久耗伤正气，气血亏虚，故吕仁和教授认为气血不足是慢性肾脏病的根本病机。

苹果、樱桃、红枣，色红，与心相应，入心、入血，能补血、养血。

唐代药学家孟诜认为，苹果"主补中焦诸不足气，和脾"。《滇南本草图说》，苹果"治脾虚火盛，补中益气"。《随息居饮食谱》云："润肺悦心，生津开胃。"脾胃为后天之本，脾胃健则气血生。

红枣可谓在食疗中最常使用的食品兼药品，《本经》云："主心腹邪气，安中养脾，助十二经。平胃气，通九窍，补少气、少津液，身中不足，大惊，四肢重，和百药。"李杲云其"温以补脾经不足，甘以缓阴血，和阴阳，调营卫，生津液"。本品可直接益气养血。在《醒园录》中记载的枣参丸："大南枣十枚，蒸软去核，配人参一钱，布包，藏饭锅内蒸烂，捣匀为丸，如弹子大，收贮用之。"即具大枣补气养血之功。

研究表明，每100g樱桃鲜果肉中，含铁5.9mg，是同等重量的枣的10倍、山楂的13倍、苹果的20倍，含铁量居水果之首；每100g

鲜葡萄干含钙 19mg、铁 1.3mg，铁和钙的含量均十分丰富。每 100g 黑木耳中含铁高达 185mg，它比绿叶蔬菜中含铁量最高的菠菜高出 20 倍，比动物性食品中含铁量最高的猪肝还高出约 7 倍，是各种荤素食品中含铁量最多的，所以它是一种非常好的天然补血食品。而铁是合成人体血红蛋白、肌红蛋白的原料，在人体免疫、蛋白质合成及能量代谢等过程中，发挥着重要的作用，能促进血红蛋白再生，帮助改善贫血症状。因此，该食疗法补气养血，能有效改善患者贫血症状。

补气养血食疗方：苹果 1～2 个，红枣 2～3 个，樱桃 5 个，葡萄干 20 粒，黑木耳适量。

二、补肾益气

《黄帝内经》有云"正气存内，邪不可干；邪之所凑，其气必虚"，故吕仁和教授认为先天不足、烦劳过度或年老体虚等原因导致的肾气亏虚是引发慢性肾脏病的主要原因，在治疗时应重视补益肾气的重要性。

板栗、腰果、核桃、开心果的食用部分均色黄，与脾相应，能补益脾气。脾为后天之本，肾为先天之本，后天充则足以养先天，先天足则可以滋后天。

板栗味甘，性温，无毒，功擅补肾强筋，尤其对肾虚患者有良好的疗效。板栗始载于唐代《千金要方》云："栗子，味甘温无毒，益气，厚肠胃，补肾气，治腰脚不遂。"李艳等研究说明从板栗中提取出的水溶性蛋白质，经鉴定是欧栗球蛋白对在体外的正常肾细胞的增殖有促进作用，并在实验中发现欧栗球蛋白对免疫细胞的增殖有明显的促进作用。故脾肾气虚的患者可适量食用。

核桃味甘，性平、温，长于补肾、健脑、强筋、壮骨。《医学衷中参西录》所云："胡桃，为滋补肝肾，强健筋骨之要药，故善治腰疼腿疼，一切筋骨疼痛。为其能补肾，故能固齿牙，乌须发，治虚劳喘嗽，气不归元，下焦虚寒……肾败不能瀍水，小便不利。"《宫廷食疗秘方》称之是难得的有滋补强壮之功的"食疗药膳"佳品。

补肾益气食疗方：板栗2～3个，腰果5～6个，核桃1个，开心果3～5个。

三、活血化瘀

吕仁和教授认为肾脏病的病机为外感六淫、内伤七情、饮食不节、起居无常等因素造成人体正气亏虚，或毒阻血脉，或气虚血滞，久病入络，造成气滞、血瘀、毒留而形成微型癥瘕，聚积于肾络，形成肾络微型癥瘕，损伤肾脏本身，进而影响肾脏的功能而导致各种肾脏疾病的形成，其本为气血亏虚，标为血瘀水停。治疗上主张补气养血与化瘀利水兼顾。

板栗长于活血止血，《本草图经》云"栗房当心一子谓之栗楔，活血尤效，今衡山合活血丹用之"，著名的"活血丹"就是以此入药，可见其活血之效显著；小白菜擅长散血消肿，二者共同食用可达到"止血而不留瘀，化瘀而不出血"之效。

腰果富含不饱和脂肪酸，有预防动脉粥样硬化、中风、冠心病、心肌梗死的作用；黑木耳的抗血小板聚集和降低血凝作用可以减少血液凝块、防止血栓形成，对冠心病和其他心脑血管疾病以及动脉硬化症具有较好的防治和保健作用。北京心肺中心的专家通过研究证实：如果每人每天食用10～15g黑木耳，它所具有的抗血小板聚集作用与每天服用小剂量阿司匹林的功效相当。因此，该食疗方活血化瘀，经常食用能减缓心脑血管疾病的发生。

活血化瘀食疗方：板栗2～3个，腰果5～6个，黑木耳、小白菜适量。

四、利水消肿

慢性肾脏病早期临床表现中尿潜血及尿蛋白不易被发现，故临床上患者多以水肿就诊，而许多医家也多从水肿论治本病。水肿之名见于《素问·水热穴论》，谓"……肺为喘呼，肾为水肿，肺为逆不得卧……"《素问·上古天真论》曰"肾者主水，受五脏六腑之精而藏之"，又有《素问·水热穴论》云"故其本在肾，其标在肺，皆积水也"。慢性肾脏病患者肾气亏虚，肾主水功能受损，水液运化失司，泛溢体表而出现水肿。故在治疗上吕仁和教授强调利水消肿的重要性。

腰果性味甘平，擅利尿；玉米味甘，性平，归胃、膀胱经，具有健脾益胃，利水渗湿之功。且药理研究证明：土豆所含的钾能取代体内的钠，同时能将钠排出体外，有利于消水肿、降血压。

从中医取象比类的角度考虑，腰果、玉米、土豆色黄，与脾相应，脾主运化，既能运化水谷，又能运化水湿，使水湿去，水肿消，从整体而言，达到利水消肿，健脾利湿之功。

利水消肿食疗方：腰果5~6个，玉米、土豆适量。

五、润肠通便

《素问·阴阳应象大论》云："清阳出上窍，浊阴出下窍；清阳发腠理，浊阴归五脏；清阳实四肢，浊阴归六腑。"而慢性肾脏病病程中脾肾功能受损，三焦气化失司，水湿内停，阻滞气机，清者不升而漏泄，浊者不降而内聚，清浊相干，久则酝酿而成浊毒之患。故慢性肾脏病的患者必须保持大便通畅，尤其是肾衰尿毒症阶段，邪毒壅盛，治疗必通其大便，使邪毒从大便排出，否则，邪毒弥漫周身，变证丛生。薛伯寿教授在治疗慢性肾脏病时善用升降散以恢复气机的升降；赵绍琴教授在治疗慢性肾脏病时也较注重保持大便通畅的重要性。

核桃味甘，性温，入肺、肝、肾三经，能补肾助阳，润肠通便。明代医药学家李时珍说核桃仁有"利三焦，温肺润肠"等功用。土豆味甘，性平，归胃、大肠，具补脾益气，通利大便之效。

核桃、开心果中含有丰富的油脂，能润肠通便；土豆、白萝卜中含有丰富的纤维素，黑木耳具有较强的吸附作用，这些食物均能让排泄物快速通过直肠，减少污物在肠中停留的时间，加速肠内毒素的排出。

润肠通便食疗方：核桃 1 个，开心果 3 ～ 5 个，土豆、黑木耳、白萝卜适量。

六、益智健脑

现代医学对慢性肾脏病的治疗，除一般治疗及对症治疗外多采用糖皮质激素治疗的方法。从中医学角度分析，外源性超生理剂量的糖皮质激素是发越、耗损人体正气的"壮火"。"壮火食气""壮火散气"，外源性超生理剂量的糖皮质激素可导致肾气亏虚。肾藏精，主骨，生髓，充脑。肾气亏虚，肾不藏精，脑髓失充，《医林改错》云"灵机记性在脑"，故出现记忆力下降、智力减退等神经系统的并发症。现代医学研究亦证实，糖皮质激素有对神经系统的副作用，但临床中缺乏较为明确有效的手段去缓解和减轻病患的痛苦。吕仁和教授在多年的临床观察及不断学习中发现某些食物和中药具有减轻激素对神经系统副作用的功效。

核桃仁形状酷似人之大脑，"取象比类"，食用核桃仁能补脑填髓，改善记忆。桂圆性味甘，性温、平，擅健脑安神。花生味甘，性平，归脾、肺经，长于健脑益智。

花生的主要成分花生蛋白中含十多种人体所需的氨基酸，其中赖氨酸可使儿童提高智力，谷氨酸和天门冬氨酸可促使细胞发育和增强大脑的记忆能力；白果种仁中的黄酮甙、苦内脂对阿尔茨海默病、脑功能减退等疾病具有特殊的预防和治疗效果；胡萝卜中所含的丰富的 B 族维生素是辅助谷氨酸和泛酸的重要物质，被誉为"健脑佳蔬"，常吃胡萝卜有助延缓痴呆症的发生，或减轻智力障碍。因此，该食疗方益智健脑，能预防激素的应用对神经系统方面的影响。

益智健脑食疗方：核桃 1 个，生花生 20 ～ 30 粒，桂圆 10 个，白果 10 个，胡萝卜适量。

此外，吕仁和教授亦强调低蛋白、充足的热量摄入是肾脏病饮食的重要前提，并且提出了比一般肾脏病饮食更低的蛋白摄入量标准。吕仁和教授认为，采用以更低蛋白的摄入量标准，严格限制肉食和豆制品的摄入，更加符合中国人群的膳食结构特点，能够保证基本营养状况，同时有利于降低肾脏负担。

低蛋白饮食食谱：牛奶 250mL，鸡蛋清 1 ~ 2 枚。

推荐主食食谱：粉条、粉丝、粉皮、凉粉、精米、精面等。

七、经验总结

吕仁和教授在慢性肾脏病的食疗上十分重视苹果、樱桃等水果，生花生、核桃、腰果等坚果以及土豆、黑木耳等食材的应用，在治疗上注重辨病论治与辨证论治相结合。食物不但具有药理作用，还有一定的营养价值，在食用时应把握好食物的用量，太少了作用较弱，太多了蛋白、脂肪、各种离子等超过肾脏的阈值，就会加重肾脏负担，反而加重病情。所以吕仁和教授非常重视各种食物的用量，使其最大限度地发挥自己的作用而减轻肾脏负担，效果显著。

第二章

各 论

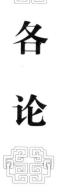

第一节

急性肾小球肾
炎临床经验

急性肾小球肾炎简称"急性肾炎"。中医对本病常诊断为"肾风"或"风水"辨治。据《内经》原意，本病应该诊断为"肾风"，当病有变化后才称为"肾水"。《素问·评热病论》中说："帝曰：有病肾风者……可刺不？岐伯曰：虚不当刺，不当刺而刺……必少气时热……小便黄，目下肿，腹中鸣，身重难以行……正偃则咳，病名曰风水。"可知"风水"乃是"肾风"刺后转成。

关于急性肾炎的病因，吕仁和教授认为主要是"风邪"，而且常并"寒、热、湿邪"袭入体内化毒伤肾。病位主要在肾，常涉及肺、脾、肝，甚至累及于心。病机为风邪合热邪、寒邪，或夹湿邪，袭入人体，化生邪毒以后，乘肾虚之际而侵害。在邪正相争比较剧烈的情况下，则为急性发病，表现为"急性肾风"，由于发病急，病程短，绝大部分病人，正气损伤较轻。临床常表现为风热，风寒，或夹湿邪等证候，所以应重点针对其病因病机辨证论治，待病情缓解后，则需用补肾、健脾法收功，以防邪毒复燃。

关于急性肾炎的辨证论治，吕仁和教授临床上习惯分四种证候，针对性选方用药。

一、风热化毒

临床特征：素体阴虚，或病前患有耳、鼻、咽喉、口腔、皮肤感染，或外感风热以及其他温热疾病，其毒伤肾，发生尿少短赤，腰腿酸疼，面目浮肿，急躁易怒，或有眩晕，舌红、苔黄，脉弦细数。血压偏高，尿检有蛋白、红细胞、管型。

治法：清热解毒，活血疏风。

方药：清解养肾汤（经验方）。金银花20g，连翘20g，黄芩10g，野菊花10g，猪苓20g，赤芍20g，地龙20g，蝉蜕10g，元参20g。

每日1剂，水煎服。当病情缓解，基本稳定后继服六味地黄丸，配合复方丹参片或丹七片，3～6个月。

二、风热夹湿

临床特征：素体湿重，新感风热，或风、热、湿相合而化毒，伤及肾体，发生腰腿肢节重着酸痛，休息不能减轻，面目浮肿、咽痒咳嗽，尿浊短赤，脘腹痞闷，纳谷不香，神疲乏力，时有头晕，舌胖嫩红、苔黄黏腻，脉弦滑数。尿检有红细胞、蛋白、管型，血沉较快。

治法：清解化湿，祛风活络。

方药：清化利肾汤（经验方）。金银花20g，连翘20g，黄芩20g，藿香10g，佩兰10g，厚朴6g，猪苓20g，茯苓20g，泽泻15g，羌活10g，独活10g，鸡血藤20g。

每日1剂，水煎服。病情缓解后继服人参健脾丸配六味地黄丸3～6个月。此证候在临床上常以湿热表现为主，所以风象不易引起医者注意，如略有咽痒、咳嗽等，也常常导致治疗困难，易于反复，所以万万不能小看。

三、风寒化热

临床特征：外感风寒未能尽解，化热生毒伤及肾体，发生尿少黄浊，面目浮肿，畏寒肢冷，腰腿酸痛，疲乏无力，咽痒咳嗽，舌暗且红、苔黄白相间，脉数。尿检有蛋白、红细胞，管型。

治法：疏风散寒，清热利水。

方药：疏散清肾汤（经验方）。麻黄 6g（先煎去沫），桂枝 10g，蝉蜕 10g，金银花 20g，连翘 20g，黄芩 10g，赤小豆 30g，猪苓 20g，山楂 10g。

此种证候临床最多，易于治愈，但也应当重视，病情缓解后，继服六味地黄丸 3～6 个月。

四、风寒夹湿

临床特征：素体湿重，新感风寒，或风、寒、湿相合而化毒，伤及肾体，出现腰膝肢体重着，甚则疼痛，全身轻肿，疲乏无力，畏寒肢冷，纳谷不香，大便常溏，尿浊不畅，舌胖苔白，脉沉细滑。尿检有蛋白、红细胞、管型。

治法：疏风散寒，健脾利湿。

方药：疏利益肾汤（经验方）。麻黄 6g（先煎去沫），桂枝 9g，防风 6g，白术 10g，茯苓 20g，猪苓 20g，泽泻 15g，陈皮 10g，半夏 10g，车前子 10g（包）。

当病情缓解后，继服人参健脾丸选配金匮肾气丸或六味地黄丸 3～6 个月。

应指出的是，急性肾炎在未缓解以前，不论何种证候，都应注意以下几点：①充分休息，增加卧床时间，活动量要小到自己不感觉疲乏为度。②饮水量不宜过多，但也不必怕浮肿而口渴也不敢饮水。③摄入的热量要够，以高糖、低优质蛋白、低脂肪为宜。④水肿明显时，应限盐。但水肿不明显或无水肿时，不必过度限盐。⑤严禁病人再用曾经有过敏的食物和药物。⑥精神要愉快，情志应舒达，治疗应坚持。⑦认真防治感冒和感染。⑧不了解的药物不吃，防止损伤肾脏功能。⑨必须注意不能不辨证乱用偏方。

第二节

辨证论治隐匿性肾小球肾炎经验

隐匿性肾小球肾炎指在体检或在偶然情况下尿常规发现异常，而无症状体征，且肾功能正常者。

一、辨证论治

1. 素体阴虚，外感风热，化毒伤肾

主症：鼻咽易痛，易于感冒；口喜饮，急躁，不耐劳作；小便偏黄，大便偏干；舌红苔黄，脉象细数。

尿检：以潜血和红细胞为主。

治疗方法：散风凉血，清热解毒。

主方：荆芥炭 10g，防风 10g，炒栀子 10g，蝉蜕 10g，金银花 20g，连翘 20g，黄芩 10g，牡丹皮 10g，苍耳子 10g，辛夷 10g，板蓝根 30g，紫草 10g，三七粉 3g。

加减：有肉积者加生山楂 15g；有食积者加焦三仙各 15g；咽痒咳嗽者加钩藤、浙贝母各 10g；大便秘结者加玄参、生地黄、麦冬各 10g；小便黄少者加白茅根 30g，大蓟、小蓟各 15g；经常感冒者加白花蛇舌草 30g，猪苓 30g。

方解：方中荆芥炭可直接入血分，使血分之风邪外散，为施今墨老先生经验；防风既可防止外来风邪入侵，又可助荆芥炭散风邪之力，蝉蜕相伍则散风清热之力更强，为赵绍琴老先生经验；金银花、连翘、黄芩清热解毒，配入紫草、牡丹皮、栀子凉血清热；苍耳子、辛夷、板蓝根散风清热，专解鼻咽风毒。此方用于本病早期病情较轻者，多有良效；对病程久，病情较重者，此方可保护肾脏功能，延缓病情发展。

张某，女，27 岁，2002 年 10 月 16 日初诊。患者反复感冒，鼻塞、咽痛，排尿欠畅，尿有潜血（+++）1 年余，在当地医院肾穿刺病理诊断为 IgAn 级。肾图提示：双肾排泄功能正常。曾服中药治疗 7 个月，疗效欠佳，已停用。刻下诊：鼻咽疼痛，口干欲饮，腰腿酸痛，不耐劳作，急躁易怒，面色少华，大便偏干，舌红、苔黄，脉象细数。尿检：潜血（+++），尿蛋白（－），红细胞 15～20/HP。血清补体正常。证属素体阴虚，外感风热入血，化毒伤肾。治宜散风凉血，清热解毒。方药：荆芥 10g，防风 10g，蝉蜕 10g，炒栀子 10g，金银花 30g，连翘 30g，黄芩 15g，猪苓 30g，白花蛇舌草 30g，紫草 10g，苍耳子 10g，板蓝根 30g，14 剂，每日 1 剂，水煎分 2 次服。10 月 30 日复诊，鼻咽痛减，腰腿痛减，情绪明显好转，大便转常，尿检：潜血（＋），尿蛋白（－），红细胞 3～5/HP。原方继服。12 月 25 日再诊，咽不痛，腰不痛，二便调。尿检：潜血（－），蛋白（－），红细胞 0～1/HP 个，白细胞（－）。患者要求取药回外地家中继续服用。

2. 气阴不足，外感风寒，化热伤肾

主症：易于疲乏，不耐劳作，腰腿酸软，反复感冒；大便常溏，纳谷欠馨；舌胖暗红、苔黄少津，脉细偏数，两尺脉不足。

尿检：潜血和蛋白并见，时见红细胞少许。

治法：补气养阴，益肝脾肾，清热解毒。

主方：黄芪 20g，生地黄 10g，芡实 10g，金樱子 10g，女贞子 15g，墨旱莲 15g，猪苓 30g，白花蛇舌草 30g，土牛膝 30g，紫草 15g。

加减：肝气瘀滞加柴胡、香附、乌药各 10g，排尿不畅加车前子 30g。病情好转后，用六味地黄丸稳定病情。

方解：外感风寒不解而化热伤肾，常与肝之解毒、防御能力下降、脾之转输功能降低有关。所以治疗中拟在气阴双补中，重视益肝脾肾，同时清热解毒才能有较好效果。方中黄芪、生地黄补气养阴，清血中

之虚热；芡实、金樱子可调补脾肾，固肾涩精；女贞子、墨旱莲滋阴养血，补益肝肾。据吕仁和教授经验，芡实、金樱子与土牛膝相配则可减少尿蛋白；女贞子、墨旱莲与紫草相配则可减少尿中潜血。

郑某，女，49岁，2002年10月23日初诊。时有腰酸乏力，排尿欠畅，尿检有蛋白和潜血2年。因反复腰痛乏力，尿检：尿蛋白（++），潜血（+++）。但血压、肾功能检查为正常。1年前做肾穿刺病理诊断：轻度系膜增生性肾炎。2年来服中西药治疗效果欠佳。刻下诊：面色少华，形体消瘦，畏寒怕冷，腰膝酸痛，手足心热，经常感冒，睡眠欠佳，纳谷不馨，排尿欠畅，大便常溏，1日数行，舌胖淡红、苔黄滑腻，脉细滑数，两尺不足。尿检：蛋白（++），潜血（++），红细胞10～15/HP；24小时尿蛋白定量0.3g/L。B超检查示：双肾未见异常。肾图提示：双肾排泄功能正常。证属气阴不足，肝脾肾虚，外感风寒，热毒不清。治宜补气养阴，益肝脾肾，清热解毒。方药：黄芪20g，生地黄10g，芡实15g，金樱子15g，女贞子20g，墨旱莲20g，猪苓30g，白花蛇舌草30g，土牛膝30g，紫草15g，地骨皮30g，水煎服，每日1剂，水煎分2次服。11月13日复诊，饭量增加，身倦无力减轻，腰酸痛明显好转，排尿较前通畅，大便成形，1日12行；月经将至，经期常有腹胀。尿检：尿蛋白（+），潜血（+）。上方加香附10g，乌药10g以调气消胀。12月25日再诊，诸症均减轻。尿检：尿蛋白（－），潜血（－），红细胞0～2/HP个。患者仍继服上方。然后服六味地黄丸巩固疗效。

3. 脾肾亏虚，风寒湿热，化毒伤肾

主症：易于疲乏，四肢沉重，腰膝酸软，纳谷欠香，大便易溏，舌胖暗淡、苔白滑腻，脉象滑数。尿检：以蛋白尿为主。

治法：调补脾肾，清化湿毒。

主方：炒苍术15g，黄柏10g，川牛膝10g，薏苡仁30g，芡实

10g，金樱子 10g，金银花 20g，连翘 20g，猪苓 30g，白花蛇舌草 30g，土牛膝 30g。

加减：有浮肿者加泽泻、泽兰；有瘀血者加桃仁、红花、水红花子；上焦郁闷、常有太息者加香橼、佛手、栀子；肝气不疏，中焦阻滞，大便不畅者加枳壳、枳实、牡丹皮、大黄；下焦不畅，腹部胀满，排气困难者加香附、乌药、厚朴、降香。

方解：方中四妙散合水陆二仙丹清热利湿，调补脾肾，使脾肾康健，则能化湿散寒；金银花、连翘、黄芩清热解毒，祛邪扶正，有减少尿蛋白的良好作用。白花蛇舌草配土牛膝、猪苓，清热利湿，提高机体抵抗能力。

丁某，男，25 岁，2002 年 10 月 23 日初诊。患者 1 年前体检时发现尿蛋白（++），无明显不适。此后多次尿检蛋白（+++），自服中药六味地黄丸三个月无效。曾在多家医院检查，24 小时尿蛋白定量为 0.56g/L，肾功能正常。刻下诊：全身疲乏，四肢无力，腰膝酸软，常有遗精，纳食不香，大便常溏，舌胖嫩红、苔黄厚腻，脉象滑数。尿检：尿蛋白（++），潜血（－）。证属脾肾亏虚，风寒湿热，化毒伤肾。治宜调补脾肾，清化湿毒。方药：炒苍术 10g，黄柏 10g，川牛膝 20g，薏苡仁 30g，芡实 10g，金樱子 10g，金银花 30g，连翘 30g，黄芩 10g，猪苓 30g，白花蛇舌草 30g，土牛膝 30g。每日 1 剂，水煎分 3 次服。11 月 13 日复诊，药用 14 剂后体力渐复，纳食增加，腰膝酸痛减轻，遗精减少。尿检：尿蛋白（+），潜血（－）。舌质淡红、苔转薄白，脉仍弦滑。继服上方。2003 年 1 月 22 日尿检：蛋白（－）。纳谷改善，大便转常，体力增强，继服原方巩固疗效。

第三节

慢性肾炎临床
经验

　　慢性肾炎是一临床概念，与病理分型不完全一致，对本病目前尚无较好的防治方法，不少病例在前期不治，发展到后期出现尿毒症时，不得不透析治疗乃至肾移植，不仅耗资极大，效果也差。我们在长期临床实践中，分期辨治大量患者，方法简明，疗效亦好。据慢性肾炎前期本虚标实的特点，从实际出发，辨证分为本虚三种证型，标实五种证候进行论治，简称"三型五候"辨治法。

一、三型五候辨证治疗慢性肾炎经验

1. 本虚辨证型——三型辨治

1）1型：肾气阴虚型

主症：腰腿酸软，疲乏无力，目涩，头晕，舌质暗红、苔薄黄，脉弦细数。

治法：益气养肝，滋阴补肾。

方药：六味地黄丸，早晚各一丸。用四君子汤合二至丸加减，煎汤送服。

方析：六味地黄丸滋补肝肾，方中熟地黄滋肾阴、益精髓；山茱萸补肾益肝；山药滋肾益脾。合补肝脾肾三脏之阴；泽泻利肾中之浊；牡丹皮清肝中之火；茯苓渗脾中之湿；三补治其本虚，三泻去其邪实。为近代中医治疗慢性肾炎肾阴虚之主方。四君子汤益气健脾，以补脾土制肾水，补后天养先天，配二至丸补肾养肝，三方合治慢性肾炎肾气阴虚型，常用久服，缓慢见功，对保护肾功能，防止病情发展有良好作用。

2）2 型：肾气阳虚型

主症：腰腿沉重、酸痛，畏寒肢冷，面足浮肿，神疲乏力，舌胖、齿痕，脉细无力。

治法：益气健脾，助阳补肾。

主方：济生肾气丸早晚各 1 丸，四君子汤合水陆二仙丹加减煎汤送服。

方析：济生肾气丸中六味地黄丸滋补肝肾，肉桂、附子温肾助阳，牛膝、车前子补肾利水，水陆二仙丹补肾涩精，配四君子汤益气健脾。三方配合对保护慢性肾炎肾气阳虚患者的肾功能有良好效果。

3）3 型：肾阴阳气虚型

主症：腰膝酸软，不耐寒热，舌胖有裂纹、苔黄白相间，脉滑数。

治法：调补阴阳。

主方：早服八味地黄丸，晚服六味地黄丸，四君子汤送服。

方析：阴阳俱虚，常有所偏，偏脾肾虚者加水陆二仙丹，偏肾虚者加二至丸。本证型虽为阴阳两虚，但易转为阴虚，所以临床上除用八味地黄丸双补阴阳外，晚上服六味地黄丸加强补阴。

2. 标实辨证候——五候辨治

在漫长的病程中，常见的证候主要有五种，需要及时治疗或加强治疗，否则会使病情加重，肾功能损害加快。

1）1 候：肝郁气滞

主症：因情志不舒，出现胸胁苦满，口苦咽干，胸闷太息，纳饮不香，舌暗苔黄，脉弦。

治法：疏调肝脾，理气解郁。

主方：加味逍遥丸口服，每日 3 次，每次 3g，方药用四逆散加减煎汤送服。

方析：加味逍遥丸实为丹栀逍遥丸。方中柴胡疏肝解郁，当归、白芍养肝柔肝，白术、茯苓健脾去湿，炙甘草益气补中，煨姜温胃和中，薄荷散瘀滞之热。加牡丹皮、山栀泻火清热。四逆散疏肝理气，透邪解郁，两方合作，解除肝气瘀滞速效。

2）2候：血脉瘀阻

主症：腰脊酸疼或刺疼，夜间加重，口唇舌暗，或有瘀斑，脉沉重甚则涩滞。

主方：丹参三七片口服，每次5片，每日3次，桂枝茯苓丸煎汤送服。

方析：丹参配三七能活血化瘀，祛瘀生新。桂枝茯苓丸活血通脉，改善血流变，祛瘀生新，久服对防止肾小球纤维化，保护肾单位的功能有一定作用。

3）3候：湿热阻滞

主症：胸脘痞闷，或腹部胀满，纳饮不香，大便溏，面足浮肿，舌胖嫩红、苔黄白厚腻，脉数。

治法：健脾和胃，清热利湿。

主方：平胃散合茵陈五苓散加减。

方析：慢性肾炎出现湿热证候，不及时解除，可使病情加速发展，两方合参解除此证效佳。若胸脘痞闷不重，腰腿沉重明显者，去平胃散，加四妙散化湿清热，可益脾肾，强筋骨，解除腰腿沉重有卓效。

4）4候：痰湿不化

主症：胃脘停饮，背部发冷，时有咯痰，纳饮不香，疲乏无力，形体消瘦，舌胖苔白，脉沉数。

治法：补中益气，健脾化湿。

主方：补中益气丸口服，每次3g，每日3次，苓桂术甘汤合泽泻送服。

方析：补中益气丸补中气，升阳举陷，苓桂术甘汤通阳化饮，各有所长。若有头晕失眠时有恶心者先用温胆汤，待症状解除后改用原方。

5）5候：外感热毒

主症：咳喘发热，汗出口渴，咽喉肿痛，便干尿黄，舌红苔黄，脉浮数。

治法：宣肺解表，清热胃火。

主方：麻杏石甘汤合三黄泻心汤加减。

方析：麻黄、杏仁、生石膏解表宣肺，清热降气、止咳平喘，生甘草和中，配黄芩、黄连、大黄清热泻火。若因疮疖脓肿不愈引起发热者，改用麻黄连翘赤小豆汤合五味消毒饮。

总的来说，慢性肾炎患者，普遍以气虚、肾虚为主，是病之根本，治疗一直以益气补肾为主，在病程中也不断出现一些邪实证候，主要是气、血、痰湿、热毒五种标证，一旦出现应及时治疗，否则会使病情加快发展。同时，应该指出的是，本虚分证型与标实辨证候并不是互相割裂的。临床上注意处理好本虚和标实的关系问题，至关重要。一般来说，病情稳定阶段，治本为主，兼以治标；病情急变者，治标为主，兼以治本，或先治标，后治本。明辨慢性肾炎的标本缓急，是取得疗效的关键。

二、慢性肾炎蛋白尿临床经验

1. 对慢性肾炎蛋白尿的认识

蛋白质为人体之精华物质，由脾生化，由肾封藏，精气为水谷精微所化，来源于后天之本脾胃，《素问·上古天真论》曰："肾者主水，受五脏六腑之精而藏之。"故肾气虚，气化无权，精关不固，封藏失司，精微下泄，则蛋白质随小便漏出而形成蛋白尿。故脾肾两虚是蛋白尿的病机，治以补肾健脾为主要大法。然临床情况复杂，在整个病程之中不同阶段兼夹各种实邪。结合现代医学的观点，目前认为肾实质的瘀滞是各种肾病发展过程的重要一环，且病程越长瘀滞越显著。吕仁和教授认为气虚血瘀在慢性肾炎病人多见，且贯穿始终，而益气活血法能抗凝血，抗血小板聚集，促纤溶，降尿蛋白，改善肾血流量，减少纤维蛋白在肾小球基底膜的沉积，促使体内一些病理过程逆转，达到治疗修复目的。

2. 选方用药经验

吕仁和教授治疗此类疾病，常用基本方：黄芪、当归、金樱子、芡实、丹参、猪苓。临床分型论治：若属脾肾气阳两虚者，合健脾汤加减；若属肝肾气阴两虚者，合二至丸或杞菊地黄汤加减；若属肾阴阳俱虚者，加杜仲、续断、生地黄、枸杞子、白芍、淫羊藿等调补阴阳。兼气郁者加柴胡、枳壳、厚朴等；兼血瘀者加川芎、红花、桃仁、丹参等；兼痰湿者加陈皮、半夏、茯苓、竹茹等；兼湿热者加苍术、黄柏、牛膝、车前子等；兼热毒者加金银花、连翘、黄芩、牛蒡子、板蓝根等。综观基本用方，侧重益气活血，健脾补肾固涩。吕仁和教授用药组方严谨，意在调补气血，黄芪用量应视其气虚程度可用至60g、90g乃至120g。吕仁和教授不但注重补气，而且重视活血化瘀药的应用，即所谓气行则血行，活血必益气之理。临证用药时还需避免使用对肾功能损害的药物，如防己、益母草、木通、花粉、大戟、芫花、斑蝥、五倍子等。吕仁和教授十分注意在慢性肾炎的治疗中，饮食起居的调养，它与药物治疗具有同等重要的作用。有许多药物治疗有效的病人，由于忽视了饮食起居的调养而使病情加重或复发。由于慢性肾炎表现为蛋白从尿中大量丢失，因而治疗上多强调补充蛋白质，有氮质血症时，要减少食物中蛋白入量，限制到 0.5g/（kg·d），当血压下降，尿量增至 1000mL/d 以上时，水盐、蛋白质的限制可以放宽，直至解除。吕仁和教授对气虚明显的病人，嘱其用黄芪60g与母鸡同炖，然后去黄芪吃鸡肉，喝鸡汤；或用鲫鱼或鲤鱼放入米醋蒸吃。注意不可暴饮暴食，过食辛辣肥甘之品。注意保暖防潮，避免过劳感染。无论急性发作期，还是缓解恢复期都要坚持治疗，巩固疗效。

洪某，男，43岁。2001年2月初诊。患慢性肾炎10年，反复出现蛋白尿。初诊：腰酸痛乏力，双下肢时肿胀，纳寐尚可，二便调。舌淡暗，苔白，脉沉弱。尿常规：PRO(++)，LEU25/μL。证属脾肾气阳两虚，用益气健脾，补肾利水为法。处方：黄芪30g，淫羊藿15g，金樱子10g，芡实10g，猪苓30g，炒白术10g，炒山楂10g，川芎10g，石韦15g。服药3周，PRO(+)，双下肢肿消，感腰酸乏力、下肢胀，于上方去石韦、川芎、炒山楂，加狗脊10g，续断10g，牛膝10g，连服3周，尿常规(-)。守方继服2月，尿常规持续阴性，症状消失。

第四节

"六对论治"法治小儿肾病综合征经验

肾病综合征在临床上多以水肿为常见症状，属中医学"水肿"范畴。在《素问·经脉别论》论述："饮入于胃，游溢精气，上输于脾，脾气散精，上归于肺，通调水道……揆度以为常也。"《素问·灵兰秘典论》说："三焦者，决渎之官，水道出焉。"《黄帝内经》中系统地阐述了津液的生成依赖于脾胃的运化，其转运依靠脾的"散精"和肺的"通调水道"功能，而且津液的升降出入需要在肾的气化蒸腾作用下，以三焦为通道，布散于全身而环流不息。当肺、脾、肾、三焦的生理功能失常时，均可引起水液代谢的障碍，出现水液停滞积聚的病理状态，充分认识到水肿与"肺、脾、肾、三焦"关系最为密切。同时由于小儿具有"脏腑娇嫩，形气未充，生机蓬勃，发育迅速"的生理特点，其机体和功能均较脆弱，对外界环境的适应力差，自我防御和疾病的抵抗能力低，表现出"发病容易，传变迅速"的病理特点。古代医家将小儿脏腑的生理和病理特点为"心肝有余，肺脾不足，肾常虚"的。刘弼臣教授提出了"少阳学说"对小儿生理、病理特点进行了精辟的概括。

吕仁和教授在总结了施今墨、秦伯未、祝谌予等名医经验的基础上结合临床，指出小儿肾病的病因多为先天禀赋不足，肺、脾、肾三脏亏虚，后天失养，风、寒、湿、热之邪乘虚而入所致。

吕仁和教授提倡采用灵活恰当的辨证治疗思路，总结提出了"六对论治"。即对病分期辨证论治、对病论治、对病辨证论治、对症论治、对症辨证论治、对症辨病与辨证论治相结合六种中医临床诊治疾病的常用形式。

一、对小儿肾病分期辨证论治

第 1 期：肾病综合征患者在初期多以水肿及低蛋白血症为主要临床特征，患者在应用激素或加利尿药治疗后，常易出现阴伤、热毒、瘀血 3 种证候。主要表现有食欲亢进、易于兴奋、急躁易怒、怕热、痤疮、多汗、反复感冒或有感染，或有血压、血糖升高，甚至出血等。舌质红、苔粗黄，脉弦细数。此阶段中医治疗以清热解毒、养阴活血为主，兼以扶助正气。以自拟清养利肾汤：金银花 10g，连翘 10g，黄芩 6g，生地黄 6g，玄参 10g，牡丹皮 15g，赤芍 15g，白芍 10g，炙甘草 3g，丹参 10g，石韦 15g 等，共奏解毒养阴、凉血活血之功。此阶段应用清养利肾汤，既能拮抗外源性激素的反馈抑制作用，减轻和减少大剂量激素所致的不良反应，又能提高肾病综合征患者对激素的敏感性，缩短了大剂量激素的应用时间，提高疗效。本方加减应用至在激素减量或加环磷酰胺后出现气虚证时，再改用2 期治法。

第 2 期：病情基本缓解，激素量减少到隔日 (1.5mg/kg)，此期患者常易出现脾肾气虚，血脉不活证候，主要表现有倦怠发力，纳差，反复感冒而导致病情反跳。舌体胖、舌质暗、舌苔黄白相间，脉沉细无力。

此阶段中医治疗以补益脾肾，益气活血为法，用自拟健脾补肾汤加减：生黄芪 30g，当归 5g，山药 10g，山茱萸 10g，芡实 6g，金樱子 6g，墨旱莲 10g，淫羊藿 10g，猪苓 15g，茯苓 15g，石韦 10g，萹蓄 10g、山栀子 6g。直到激素隔日 (0.75mg/kg)3 个月以上，病情稳定，精神、饮食、体力均较好，很少发生感冒，再改为 3 期治疗。

第 3 期：经过前两段治疗后，病情已稳定，但临床还有脾肾两虚证候。患者多易于疲乏，略有劳累则易出现腰酸腿软，整体耐久力比病前仍差，舌体偏胖，脉较弱。用益气健脾补肾法。此时以小剂量激素维持剂量 (隔日 0.5mg/kg)，根据情况每 2 ~ 3 个月递减 2.5mg，直至减完。此时激素用量已接近人体生理剂量，不良反应较少。由于患者常表现出脾肾气虚 (阳虚) 证候，很多患者未能安全度过此期，导致疾病复发。治宜温肾健脾，提高人体正气及自身免疫力为切入点进行治疗，拟调补气血阴阳方加减，药用：羌活 10g，益智仁 10g，太子参 10g，红景天 15g，灵芝 10g，茯苓 20g，猪苓 20g，淫羊藿 15g，菟丝子 10g。此期时间较长，尽量一直用到健康恢复为度。同时根据常出现特殊证候，需要及时采取措施，是激素能顺利进行撤减，停药后复发减少的关键期。

二、对病论治

吕仁和教授根据小儿年幼无知，阴阳稚弱，体力未充，生活需要依赖成人；同时由于先天禀赋及后天补养的存在差异，有男女、高矮、胖瘦之分，稍有养育不慎，极易成病，且病情演变迅速。提出了"未病防病，已病防变"的综合防治理念，总结出肾病综合征的综合治疗九法。

（1）强调家长要掌握育儿知识，按照规定进行预防接种，防治传染病。加强对儿童的保护，尽量少受伤害，推崇《古今医统》提出的"避免八邪之害"，所谓"八邪"，即温、热、风、寒、惊、积、饥、饱。

（2）提高小儿体质：让小儿多晒太阳，多呼吸新鲜空气，常到户外活动，增强体质，可以提高免疫力。（3）饮食：小儿肠胃虚弱，易饥易饱，过饥则营养不足，影响生长发育，过饱则易伤食，易成积癖。吕仁和教授推崇《儒门事亲》提出的"薄衣、淡食"，切忌厚热。强调家长应该正确引导孩子，养成健康的饮食习惯，切不可纵其所好，以快其心。认为饭要吃好，保证每日 3 ~ 5 餐，以优质低蛋白及高糖饮食为好。主食除每天吃精米、精面外，要吃怀山药、土豆、白薯、粉丝、粉条、淀粉食品、藕粉、红枣、栗子、腰果、核桃、糖及其制品、含糖多的水果、适量的牛奶、瘦肉等，力求多样化。（4）保证充足、高质量的睡眠，充足的睡眠是健康的保证。（5）愉快乐观、平静的情绪。吕仁和教授认为小儿"心肝有余……"的生理特点，说明小儿情绪多变，易急易怒。怒则肝克脾土，导致脾胃虚弱，脾胃为后天之本，气血生化之源、后天虚弱不能及时补养先天，先天失养，肾气渐虚，故易发病。（6）监测病情变化，家长学会在家中用尿蛋白试纸监测病情，为治疗方案的调整提供依据。（7）灵活、巧妙应用糖皮质激素。吕仁和教授在减量时采用隔日减量的方法，这样可以减少外源性激素的反馈抑制作用，减轻和减少激素所致的不良反应，每次减少 5mg，减量的过程中应用尿蛋白试纸进行监测尿蛋白变化，如果减量的过程中患者的尿蛋白始终为阴性，1 周后继续减少激素的用量，当激素减少到隔日服时，激素的不良反应已经明显减少。当激素的剂量减至小剂量（隔日1.5mg/kg）时，改为 1 个月减少 1 次。在激素维持量（隔日 0.5mg/kg），根据情况每 2 至 3 月递减 2.5mg，直至减完。此时激素量已接近人体生理剂量，不良反应较少。采取隔日减少激素用量，在激素的小量期及维持量期，激素的用量越小，减量的时间间隔越长，同时每逢外感、变天、季节交替时，暂不减少激素的用量。通过隔日减少激素，配和中药的辨证论治，提高了临床疗效，减少了复发。（8）在疾病的稳定期配合按摩，提高小儿的免疫力，增强抗病能力。每天睡前进行捏脊，能够促进食欲,改善睡眠,增强体质;揉按肾俞、关元、涌泉,补益肾气;揉按足三里来提高正气等。(9)病后预防,病情稳定期,应须注意祛除余邪,尽早恢复元气,防止"食复"和"邪复"。

三、对病辨证论治

临床将小儿肾病进行辨证分型,根据其主要临床中水肿的部位、程度、时间的长短、伴有症状、发病的原因以及有无并发症的不同,进行分型辨证论治。吕仁和教授分为:卫气亏虚,风水泛滥;脾气亏虚,水湿浸渍;脾肾阳虚,水湿停滞等进行论治。同时根据小儿肾病的病理结果,进行针对性选药治疗,吕仁和教授认为:微小病变、轻系膜增生性肾病,一般表现为来去迅速,易于反复,符合风的致病特点,治疗中重在祛风固卫气,喜用黄芪、白术、防风、蝉蜕、荆芥穗等药物;局灶节段硬化性肾小球肾炎、膜增殖性肾小球肾炎一般用药起效慢,符合湿的特点,重浊黏滞,治疗中喜用清利湿热、淡渗利湿、化瘀散结之品如白茅根、车前子、茯苓、猪苓、赤芍、川芎等药物;对于膜性肾病由于其已形成血栓,因此常常加重活血化瘀及补气药的力度,常用水红花子、西红花、三七、乌梢蛇、三棱、莪术、太子参、冬虫夏草等。把中医的证型和西医的病理结合起来,提高了临床疗效。

四、对症论治

根据肾病综合征所表现出的临床症状不同进行分别论治。吕仁和教授在其临证中,水肿者常选用五苓散、猪苓汤、五皮饮、实脾饮、真武汤等进行加减论治;心烦易怒者喜用柴胡疏肝散、逍遥散、栀子柏皮汤等加减;倦怠乏力、神疲气短者,多用当归补血汤、四君子汤、八珍汤等加减;腰膝酸软者喜用六味地黄丸、知柏地黄丸、金匮肾气丸、脊瓜汤、左归丸、右归丸、二至丸等进行加减;咽部红肿热痛者,喜用山豆根、板蓝根、锦灯笼、牛蒡子、桔梗、生甘草;胸水喜加葶苈大枣泻肺散、腹水喜用实脾饮，等等。

五、对症辨证论治

对于肾病综合征所表现的相同临床症状，吕仁和教授按本证与兼夹证进行辨证论治。如水肿症状，本证可辨为脾肾气虚证、脾肾阳虚证、肝肾阴虚证、气阴两虚证，其兼夹证可辨为分风水泛滥、水湿浸渍、湿热壅盛，瘀血阻络等。同时本证与兼夹证相互交织，互相影响，可以按照阳水和阴水进行辨证论治，阳水多为标实证；阴水多为本虚兼夹标实证，经过对症辨证论治，往往能收到良好的临床效果。

六、对症辨病与辨证相结合论治

小儿肾病综合征具有特定的病因、病机病理、症状、证型和（或）证候，有其自身的发生发展转化和预后规律；证型和证候，是整个疾病过程中不同阶段和层次上所表现的综合性特征，一种症状或一种证可以出现在肾病综合征的不同阶段，而本病的预后却相差甚大，所以在治疗中，对症辨病为首要，辨证是为了用好方药，复杂的症需要辨病与辨证相结合论治。吕仁和教授的六对论治，对本病的治疗进行了系统、全面的阐述，提高了疗效，稳定了病情，较少了复发，为患儿的健康成长提供了保障。

七、病案举例

某，男，4岁5月，初诊：2014年5月5日。患者2个月前外感后出现周身水肿，到北京某医院，尿检：尿蛋白（＋＋＋＋），诊断为"肾病综合征"收住院治疗，期间并发肺炎、败血症、大量腹水，医院给予甲泼尼松龙输注10天（具体剂量家属已经记不清楚），后改为泼尼松片15mg，每日3次，口服、抗炎，并给予血液透析治疗2次，尿蛋白及水肿始终未消退，患者病情不断加重，院方多次告病危。为进一步治疗，找吕仁和教授治疗。症见：倦怠乏力，易出汗，水肿，腹胀，饮食可，睡眠差，容易醒，大便每日3次，便质基本成形，小便泡沫多，尿量400～500mL/d。查体：T36.8℃，P116次/min，BP110/65mmHg，轮椅推入，面色萎黄，周身水肿、腹胀大如鼓，下肢按之如泥，腹围71cm，左腿腘窝29cm，右腿腘窝31cm，肌肤甲错。舌淡红有瘀斑、苔白腻，脉细数。血常规：RBC 2.51×10^{12}/L，HCT 0.19，WBC 12.5×10^9/L，Hb 64g/L，PLT 471×10^9/L；尿常规：PRO（++++），GLU（++）；尿蛋白5.61g/24h；生化：BUN 37.76mmol/L，CR 46.6μmol/L，CHOL 7.59mmol/L，LDL-C 4.28mmol/L，TG 3.11mmol/L，Na 132.6mmol/L，Ca 1.63mmol/L，TP 29.5g/L，ALB 10.7g/L。

中医诊断：水肿（脾肾亏虚，水湿泛滥，瘀血阻滞）。治疗以补肾健脾，活血利水。方案如下：（1）嘱多晒太阳，室内通风。（2）保持孩子的情绪稳定。（3）每日食疗粥：花生、花豆、薏苡仁、大米、葡萄干、红枣煮粥；每天吃1个核桃，3～5粒腰果；蛋清2个，牛奶250～500mL，鲤鱼或瘦肉50g。（4）中药处方1：生黄芪60g，川芎10g，茯苓20g，猪苓30g，泽兰10g，生甘草6g，7剂，日1剂。处方2：西洋参1g，冬虫夏草1g，7剂，每剂煎50mL，分3～5次口服。（5）激素调整为：单日35mg/双日10mg；2周后改为35mg/5mg。同时继续服用原医院给予的双嘧达莫、卡托普利、华法林、螺内酯、骨化三醇。

2014年5月23日二诊：乏力好转，腹胀减轻，饮食可，睡眠好转，大便每日4～5次，可见未完全消化食物，小便量增多(1000～1100mL/d)。查体：面色萎黄，不能站立，腹胀大，下肢水肿，腹围68.5cm，左腿腘窝24.5cm，右腿腘窝28.5cm，皮肤较前光滑。舌淡红有瘀斑、苔白腻，脉细数。给予益气养血，健脾利湿，活血化瘀为原则，处方1：生黄芪60g，当归10g，川芎10g，灵芝15g，红景天5g，太子参15g，猪苓30g。14剂，日1剂。处方2：西洋参1g，冬虫夏草 1g。西红花 1g，14 剂，每剂煎 50mL，分 3～5 次口服。本方增加补气、化瘀的力量，增加灵芝、红景天调节患者自身免疫力。

2014 年 6 月 9 日三诊：腹胀基本消失，纳眠可，大便每日 2 次，变质成型，小便量约 1500～1800mL。查体：精神好转，能扶物站立，腹围 45cm，双下肢水肿完全消退。舌质淡红有瘀斑、苔白腻，脉细数。给予上 1 方加茯苓 20g，14 剂，增强健脾化湿之功；2 方不变。

2014 年 6 月 30 日四诊：患者乏力明显好转，腹胀消失，饮食、睡眠可，大便正常，小便 1600～1800mL/d，尿中有泡沫较前明显减少。查体：腹围 46cm，皮肤光滑，能自由活动。血常规：RBC 4.15×10^{12}/L，HCT 0.29，WBC 21.52×10^{9}/L，Hb 102g/L，PLT 574×10^{9}/L；尿常规：PRO（++），尿蛋白 1.51g/24h；生化：CR 18.8μmol/L，BUN 3.96mmol/L，CHOL 5.21mmol/L，TG 2.42mmol/L，Na 132.6mmol/L，Ca 1.98mmol/L，TP 46.9g/L，ALB 19.9g/L。激素 35mg/5mg，方药调整：方 1：生黄芪 30g，当归 10g，丹参 20g，太子参 20g，猪苓 30g，茯苓 20g，灵芝 10g，红景天 20g。14 剂；方 2：西洋参 1g，西红花 1g。14 剂。经用上方加减调理半年，患者目前病情稳定，尿中蛋白完全消失。

按：患儿为肾病综合征，单纯西医治疗病情不断恶化，出现重度水肿、腹胀大如鼓，肌肤甲错，汗多，舌质淡红有瘀斑、苔白腻，脉细数。辨证：脾肾亏虚，水湿泛滥，瘀血阻滞。吕仁和教授认为，小儿脾胃虚弱，为"至阴至阳"之体，易寒易热，病情变化迅速，治疗中应顾护脾胃，不断充养元阴元阳，兼祛邪气为原则。方中重用黄芪，是由于该药具有提高血浆蛋白水平、改善血脂代谢紊乱、降低血液高凝状态、减少蛋白尿和降低 IL-6 的作用。黄芪与当归合用，可补气生血，提高人体正气。茯苓配猪苓健脾渗湿利水而不伤阴；太子参补气扶正、西洋参补气生津配合黄芪共补肺、脾、肾三脏之气；川芎为血中之气药，既能活血化瘀，又能行气开郁，现代药理研究认为川芎有扩张血管改善微循环抗血栓形成的作用。在正气亏损的患者中加用少量冬虫夏草、西洋参、西红花，能补正气、升元气、活血化瘀通脉，改善患者的内环境，提高其防病、抗病能力，常常能收到奇效。同时吕仁和教授认为：在激素量逐渐减少的过程中加益智仁补肾益智、羌活通调督脉，沟通上下能减少外源性激素对肾上腺的抑制作用，减少病情复发。

第五节

"六对论治"法

治 IgA 肾病经验

IgA 肾病是指肾小球的系膜区以 IgA 或 IgA 沉淀为主的原发性肾小球病，是临床常见肾脏疾病，占原发性肾小球疾病的 28%～40%，好发于青少年男性。其临床表现具有多样性，包括原发性肾小球病的各种表现，主要是血尿、腰痛、乏力，也可有蛋白尿、水肿等。IgA 肾病有一定的遗传性。从诊断确立后，每年约有 1%～2% 的患者发展为慢性肾功能衰竭。吕仁和教授在近 60 年临床实践中对本病的治疗积累了丰富的经验，由于本病比较复杂，所以治疗常用 6 种方法即"六对论治"。这 6 种方法便于医生将西医的病与中医的证较好地结合起来，发挥各自的优势。

一、对 IgA 肾病分期辨证论治

IgA 肾病早期仅表现为尿潜血异常，中晚期肾小球滤过率下降，可出现水肿、高血压，逐渐发展成慢性肾功能衰竭。吕仁和教授采用"对病分期辨证论治"方法进行治疗，能够从总体上把握疾病的发生、发展与转归。分期，一般多以现代理化指标为依据，用以明确疾病的阶段性；辨证，则采用中医传统的四诊合参进行辨证分型，选方用药。

1. 肾功能正常期

肌酐清除率（Ccr）＞80mL/min，血肌酐≤132μmol/L；血常规：男性为 HGB＞110g/L、RBC＞3.5×10^{12}/L，女性为 HGB＞120g/L，RBC＞4.0×10^{12}/L。按临床表现进行辨证治疗。

1）风寒化热，侵袭肺卫

主症：咽干、咽痛、鼻塞、咳嗽、发热恶寒或易于感冒等。

治法：疏风散寒，清热解毒宣肺。

方药：荆芥、防风、炒栀子、蝉蜕、金银花、连翘、黄芩、猪苓。

2）胃肠湿热，气机不利

主症：身倦乏力、易于疲劳、腹胀便溏，或口舌生疮、口黏口苦等。

治法：清热利湿。

方药：白蔻仁、炒薏苡仁、砂仁、茵陈、车前子、炒苍术、黄柏、牛膝、升麻、牡丹皮、栀子、黄连、木香。

3）肝郁化火

主症：胸胁胀闷，口苦易怒或心情抑郁等。

治法：疏肝清热。

方药：柴胡、赤芍、白芍、枳壳、枳实、牡丹皮、炒栀子。

4）气阴两虚

主症：腰酸腿软、神疲乏力、足跟痛、劳累则病情加重、目涩等。

治法：益气养阴。

方药：黄精、太子参、芡实、金樱子、墨旱莲、女贞子。

2.肾功能异常期

一般有 10%～20% 的 IgA 肾病患者 10 年内发展为慢性肾功能衰竭。肾功能：Ccr < 80ml/min，血肌酐 < 132μmol/L；血常规：男性为 HGB < 120g/L，RBC < 4.0×10^9/L，女性为 HGB < 110g/L、RBC < 3.5×10^{12}/L。此期包括肾功能代偿及失代偿期，肾衰竭期和尿毒症期。临床分为三型十候论治（以虚定型，以实为候）。

1）三种证型

（1）气血阴虚型：拟益气养血、滋补肝肾，常用黄精、生地黄、女贞子、丹参、白芍、牛膝、陈皮、熟大黄。

（2）气血阳虚型：拟益气养血、补肾助阳，常用生黄芪、当归、枸杞子、桂枝、丹参、陈皮、淫羊藿、熟大黄。

（3）气血阴阳俱虚型：拟益气养血、调补阴阳，常用生黄芪、黄精、当归、太子参、丹参、茯苓、陈皮、半夏、牛膝、熟大黄。

2）十种证候

（1）肝郁气滞：拟疏肝解郁，常用柴胡、白芍、枳壳、香橼、佛手等。

（2）血脉瘀阻：拟活血通脉，常用丹参、赤芍、川芎等。

（3）湿热阻滞：拟清利湿热，常用茯苓、猪苓、泽泻、茵陈等。

（4）痰湿不化：拟化痰利湿，常用陈皮、半夏、茯苓、竹茹等。

（5）外感热毒：拟清热解毒、常用金银花、连翘、黄芩等。

（6）胃肠结滞：拟通腑泻浊，常用大黄、枳实、厚朴等。

（7）浊毒伤血：拟凉血、解毒、止血，常用水牛角、生地黄、牡丹皮、三七、白芍等。

（8）水凌心肺：拟补气养心，泻肺利水，常用太子参、五味子、葶苈子、桑白皮、大枣等。

（9）肝风内动：拟柔肝息风，常用天麻、钩藤、白芍、羚羊角粉等。

（10）毒入心包：拟清开醒神，常用远志、石菖蒲等。

二、对病辨证论治

IgA 肾病几乎所有患者都有血尿，常用辨证如下。

（1）风热伤肺，继伤肾络：治宜疏风清热、凉血止血，常用桑叶、蝉蜕、金银花、连翘、黄芩、小蓟、牡丹皮、赤芍、白茅根等。

（2）风寒化热，伤及肾络：治宜疏风散寒、清热止血，常用荆芥、防风、蝉蜕、马勃、前胡、猪苓、三七粉等。

（3）热毒内盛，灼伤肾络：治宜清热解毒、凉血止血，常用金银花、连翘、黄芩、黄柏、牡丹皮、熟大黄等。

（4）心火移肾，脉络受伤：治宜滋阴养心、清热泻火，常用生地黄、赤芍、丹参、麦冬、通草、黄连、竹叶、车前草、白茅根、小蓟等。

（5）气滞血瘀，脉络受损：治宜行滞化瘀、养血止血，常用牛膝、赤芍、当归、生地黄、枳壳、柴胡、甘草、川芎、香附等。

（6）湿热内蕴，下注伤肾：治宜清热利湿、化瘀止血，常用石韦、瞿麦、萹蓄、金钱草、海金沙、鸡内金、车前草、大黄、白芍、甘草等。

（7）脾不统血，气虚失摄：治宜补气摄血、养血止血，常用黄芪、太子参、当归、熟地黄、砂仁、血余灰、柴胡、陈皮、三七粉等。

（8）肾气不固，血渗脉外：治宜补肾固摄、益气止血，常用黄精、芡实、金樱子、党参、墨旱莲、生地黄炭、三七粉等。

（9）阴虚火旺，灼伤肾络：治宜滋阴降火、凉血止血，常用生地黄、玄参、麦冬、牡丹皮、炒栀子等。

三、对病论治

即针对病因和病机进行治疗。IgA肾病肾功能正常期，吕仁和教授认为其病因病机为风毒之邪侵袭肺卫，日久不解，下传膀胱，损伤肾络，迫血妄行或肾失封藏出现血尿或蛋白尿。"风为百病之长""风性善行数变"，风邪易夹寒夹热，"风为阳邪，易从热化"，故治风为首要。

吕仁和教授治疗IgA肾病基本方：荆芥炭6g，防风6g，炒栀子10g，蝉蜕10g，金银花15g，连翘15g，黄芩10g，猪苓30g，茜草30g，紫草30g，仙鹤草30g，三七粉3g。

本方体现了治风4法：疏风、祛风、灭风、搜风。方中荆芥、防风疏散风邪；炒栀子清理三焦之热，以防风邪热化，并使风邪无藏身之处，即"祛风"之法；蝉蜕为虫类药，具有搜风利咽之功。现代药理研究认为其具有抗过敏及免疫抑制作用；金银花、连翘清热解毒；黄芩入肺经以加强清肺热之功；猪苓具有增强免疫功能的作用；茜草、紫草、仙鹤草具有凉血、养血、止血之功。"治风先治血，血行风自灭"，此三味药既可减轻血尿症状，又可谓"灭风"之法，"凡离经之血皆有瘀"，故在止血同时不忘活血化瘀。"瘀去血自止"，为用三七粉之意。此方组方严谨，在治疗 IgA 肾病时随证化裁，效果较佳。另外，在治疗的同时应注意饮食调节，少食肉类，晚餐八分饱；适当运动，以活动后不劳累为度。IgA 肾病肾功能异常期，常在基本方中加西洋参 1g，冬虫夏草 0.5g，西红花 0.5g，另煎兑服。现代药理研究认为，西洋参具有增加机体抗病能力，改善肾性贫血的作用；冬虫夏草具有保护肾功能，防止肾小球硬化的作用；西红花可增加肾血流量，改善肾脏的高凝状态。

四、对症论治

即用一种快捷的方法，使症状得到缓解或消除。如咽痛用山豆根、板蓝根、生甘草；血尿用茜草、紫草、墨旱莲、大蓟、小蓟、白茅根、三七粉、血竭粉、大黄炭、侧柏炭、藕节炭；鼻塞用辛夷、苍耳子、白芷；腹泻用木香、黄连；蛋白尿用芡实、金樱子；口疮用黄连、黄芩、升麻、牡丹皮。

五、对症辨证论治

对不易解决的复杂症状或尚无有效对症治疗所采用的治疗方法。IgA 肾病患者常以腰痛为主诉就诊，可采用吕仁和教授经验方——脊瓜汤为基本方：狗脊 10g，续断 10g，牛膝 10g，木瓜 15g。功效：通经活血、壮腰强骨。

综合辨证分型，进一步配合其他方药治疗：阴血亏虚，选加四物汤、六味地黄汤；肾阴阳虚，选加八味地黄丸；脾肾阳虚，选加牛车肾气丸；肝肾阴虚，选加杞菊地黄丸。

六、对症辨病与辨证相结合论治

证是横向的概念，它可以出现在若干疾病中；病是纵向的概念，有特定的病因、病机、发展与转归。一种症状可以出现在不同的疾病中，而不同疾病的预后则相差甚大。

肾癌血尿：多为毒热内蕴。拟清热解毒，常用半边莲、草河车、猪苓、玄参、焦三仙、黄精、陈皮、云南白药。

急性肾盂肾炎血尿：多为肾中蕴热、化毒伤络，拟清热解毒。常用柴胡、枳壳、枳实、白芍、连翘、生地黄榆、黄柏、金钱草、石韦、陈皮。

泌尿系结石血尿：多为湿石瘀积、脉络不通，拟行滞化湿、通经活络，常用狗脊、续断、牛膝、木瓜、柴胡、枳壳、枳实、甘草梢、金钱草、鸡内金、海金沙、石韦、生黄芪、葛根、鹿角片。

七、病案举例

王某，男，71岁，2006年3月25日初诊。因神疲乏力1年余，加重4个月伴肤痒、恶心来诊。患者于2005年2月11日因劳累后出现神疲乏力，到某医院就诊。检查：血红细胞$3.4×10^{12}L^{-1}$，血红蛋白9.3g/L；尿红细胞满视野，异形70%～80%；血肌酐108.3μmol/L，尿素氮7.1mmol/L，24h尿蛋白定量0.36g。患者因素体健康，对身体状况未予重视，自认为加强运动即可康复。至12月因过度劳累后神疲乏力加重，并出现肤痒、恶心、抽筋、尿少、便秘症状。查尿常规：红细胞满视野，尿蛋白(++)；血生化：肌酐267.8μmol/L，尿素氮14.0mmol/L。住院经肾穿刺病理诊断为：IgA肾病(Lee分级Ⅲ级)，肾小管—间质损害。患者仍未重视。2006年3月6日神疲乏力加重。复查血生化：肌酐447.7μmol/L，尿素氮20.44mmol/L，尿酸484.5μmol/L(检查前3日未忌肉食)。3月12日复查血肌酐368μmol/L，尿素氮16.52mmol/L，24h尿蛋白定量0.69g(检查前3日忌肉食)；血红细胞$3.2×10^{12}L^{-1}$，血红蛋白9.1g/L，白细胞$3.8×10^{9}L^{-1}$。血压130/80mmHg(已口服施慧达2.5mg，每日1次，倍他乐克12.5mg，每日1次)。患者面色晦暗，舌胖暗淡、边有齿痕、舌苔黄腻，脉沉弦滑。既往于1978年于北京友谊医院行右肾盂切开取石术，因肝火旺间断服用龙胆泻肝丸多年。

西医诊断：肾功能衰竭（氮质血症），IgA 肾病（Lee 分级 Ⅲ 级），肾小管—间质损害，肾性高血压，肾性贫血，高尿酸血症。

中医诊断：关格。

中医辨证：气血亏虚，血脉瘀阻，浊毒内留。

治法：益气养血，活血通脉，和降浊毒。

方药：生黄芪 30g，当归 10g，陈皮 10g，半夏 10g，红花 10g，桃仁 10g，莪术 10g，水红花子 10g，熟大黄 10g，生甘草 10g，生薏苡仁 30g，土茯苓 30g。14 剂，每日 1 剂水煎，早晚分服。医嘱：忌食肉类，戒烟酒，每日牛奶 500mL 分早晚服，降血压药继服，低盐饮食，轻缓活动，保持情绪稳定。

4月8日二诊：恶心好转，肤痒改善，饮食增加，血压稳定。仍有脘痞、便秘，咽痛。舌胖暗淡、苔薄黄，脉沉弦滑。尿常规：潜血（+++），红细胞 250 个 /HP，蛋白（+）。症状提示气机阻滞，外感风热。方药：宗初诊方加炒枳壳 10g，炒枳实 10g，牛蒡子 10g 以行气去滞、疏风清热。

4月28日三诊：患者4月24日复查血肌酐 368μmol/L，尿素氮 15.2mmol/L。脘痞、便干、咽痛好转，精神、饮食继有改善，睡眠可。舌红苔白，脉沉细。尿常规：红细胞满视野，蛋白（+）。方药：4月8日继续服用14剂，每日1剂水煎，分早晚服用。

5月13日四诊：自觉活动后疲乏，偶有心悸，头晕，舌胖暗淡，脉沉细无力。示心气不足。方药：初诊方加太子参 30g 以加强补益心气之力。

6月3日五诊：患者面色好转，无明显不适，纳眠佳，二便可。舌胖暗淡，边有齿痕，苔腻略黄，脉滑。示有湿浊。方药：宗5月13日方加萆薢 10g 以助清利湿浊。

6月17日六诊：患者病情稳定，无特殊不适主诉，舌暗、苔腻略黄，脉弦细数。示气滞血瘀未解。方药：宗6月3日方加丹参 15g，川芎 15g 以加强行气活血、通活肾脏经络的作用。

7月8日七诊：患者面色好转，病情稳定。舌暗、苔腻略黄，脉细数。6月24日查血生化：肌酐 244μmol/L，尿素氮 15.77mmol/L，尿酸 486.1μmol/L。尿常规：红细胞满视野，蛋白 (+)。血常规：红细胞 3.9×10^{12} L^{-1}，血红蛋白 9g/L。方药：宗 6月17日方加佩兰 10g 以芳化湿浊。

8月19日八诊：患者病情稳定，纳眠佳。舌红苔黄，脉数。血生化：肌酐 148.1μmol/L，尿素氮 7.73mmol/L，总蛋白 82.4g/L，白蛋白 42.5g/L，尿酸 355.7μmol/L。尿常规：潜血(+++)，蛋白(−)。血常规：红细胞 4.3×10^{12} L^{-1}，血红蛋白 12.2g/L。血压 130/80mmHg。方药：予7月8日方继续服用。医嘱：继续忌肉类食品，包括肉汤，戒烟酒，牛奶每日 500mL 分早晚服，低盐饮食，调畅情志。

2007年6月30日九诊：患者病情稳定。舌胖暗红，脉滑数。血生化：肌酐 107.6μmol/L，尿素氮 8.33mmol/L，尿酸 474.2μmol/L。尿常规：潜血 (+++)，尿蛋白 (±)。方药：宗 2006年7月8日方继续服药治疗。

按：IgA 肾病的临床表现具有多样性，主要是尿血、腰痛、乏力，也可有蛋白尿、水肿，晚期出现肾功能衰竭的表现。吕仁和教授按照中医病机将其分为 3 期。第 1 期为虚损期：即风毒乘肾虚而侵，使肾体受损，其病理有微型癥瘕形成。临床表现较轻，多以尿血为主，其他症状很少，常因感冒、劳累、多肉食而使尿血加重。若治疗得法则有望康复。第 2 期为虚劳期：久损不复转为劳，其病理有小中型癥瘕形成，肾体受损，长久不能康复，影响到与肾相关的组织、经络发生病变。患者常有疲乏无力、腰酸腿软、头晕眼花、面色少华、尿血或有尿蛋白、血压升高等。若治疗得法可延缓病情，但难以康复。第 3 期为虚衰期：久劳不复转为衰，出现肾功能衰竭的表现。症见水肿、肾性贫血、高血压加重、酸中毒、电解质紊乱、皮肤瘙痒、食欲减退、恶心等。中医治疗：第 1 期以散风祛风、清热解毒、活血息风为主。常用中药：荆芥炭、防风、炒山栀、蝉蜕、金银花、连翘、黄芩、牡丹皮、赤芍、川芎、水蛭、生甘草等。第 2 期以益气养血、通经活络、行气活血、兼顾肝脾肾为主。常用中药：生黄芪、当归、丹参、川芎、狗脊、川续断、川牛膝、杜仲、山茱萸、生薏苡仁等。第 3 期因肾功能衰竭，常表现为气血阴阳俱虚、浊毒内留，拟以调补气血阴阳、和降浊毒为主，并根据病情加减。心气受伤加益气养心之生脉散；肺气壅滞有胸闷气短者加苏梗、香附、佛手、葶苈子；中焦阻滞、上下不通者加柴胡、赤芍、白芍、炒枳壳、炒枳实、生甘草、乌药、香附；大便不通者选用大黄、元明粉、牛蒡子；湿浊阻滞、三焦不利者选用茵陈、山栀、竹叶；恶心、纳少者选用陈皮、姜半夏、焦三仙；小便少者选加桑白皮、车前子、泽兰等。但具体该患者除了患有 IgA 肾病外，还存在肾小管－间质损害和高尿酸肾损害，病情比较复杂。其中，肾小管－间质损害，现在临床也常见，多是多年前因服用损害肾脏的药物伤肾所致。大多数患者就诊时已至晚期，常以疲乏无力或明显贫血来诊。常见口唇舌质暗淡、肤色晦暗等气血阴阳俱伤、浊毒内留、气血瘀滞的表现，统称为气滞血瘀、经脉不活、浊毒内留。治法以调补气血阴阳、行气活血、通经活络、和降浊毒为主。常用中药：生黄芪、当归、川芎、莪术、红花、桃仁、水红花子、柴胡、乌药、香附等。而高尿酸血症是一种与遗传有关的嘌呤代谢异常性疾病。常因体内大量嘌呤增加而使血尿酸增高，尿酸损害肾脏和血管。本病的治疗主要是减少嘌呤的摄入和产生，应严格避免进食各种含细胞核多的肉类和其他含嘌呤多的食物，以及促使体内代谢亢盛的酒类，避免过度劳累等可使病情加重的其他因素。病情轻者，忌食肉类酒类、勿过劳即可使尿酸降低；重者需要加服如别嘌呤醇类的药物。常用中药：土茯苓、草薢、茵陈、泽兰等。此类患者多数肾脏功能受损，代偿能力降低，最忌过度劳累、过食肉类、过度紧张、生气，若不注意，病情就会明显加重。若早期合理治疗则大多能够好转。

分析此病例，虽然本患者有3种病因，然而损害的病位都在肾，病机病理基本相同，3种因素导致微小癥瘕积聚形成，瘀阻经脉，耗伤气血，损伤肾体，复加过度劳累，使肾体虚衰，浊毒不能正常排出，留于血脉。从检查所见可知病情严重，来势凶猛，与患者过度劳累有关；因患者素体强健，肾体损伤时间尚短，癥瘕积聚微小，伤害肾体轻浅，其癥瘕易于消解，肾体易于恢复，病情可能缓解。处方中用当归补血汤益气养血、扶正祛邪。活血通脉用桃仁、红花、莪术、水红花子，破结化瘀、消解微小癥瘕积聚，既有利于通脉，又可起到"血行风自灭"的作用。再以生薏苡仁、土茯苓清利三焦水道，陈皮、半夏配熟大黄和降胃气、通腑泄浊。4月8日患者出现气机阻滞、外感风热症状，方中加入炒枳壳和炒枳实各10g，牛蒡子10g行气去滞、疏风清热。5月13日患者活动后心悸气短，示心气有伤，故加太子参以益气养心。6月3日加入草薢以助清利湿浊。6月17日方用6月3日方加川芎、丹参加强行气活血以通活肾络，加上忌食肉类、轻缓活动、稳定情绪，减少伤损肾体的因素。至8月19日复查，血肌酐、尿素氮、血尿酸、血常规、尿常规均接近正常。1年后复查，上述指标未见反弹，保持稳定状态。现代药理学结果显示，黄芪通过对蛋白代谢、血脂代谢、血凝状态等多方面多靶点的作用，可减轻肾损伤、保护肾功能。由黄芪、当归以等量配比制成的黄芪当归合剂具有防止和减轻肾功能恶化、肾组织病理改变尤其是小管—间质损伤的作用，这种作用与其抑制肾组织单核巨噬细胞的浸润和肾小球系膜细胞、间质成纤维细胞转型有关。大黄通过对氮质代谢、肾代谢、肾小球系膜细胞（GMC）的影响以及清除自由基、抑制血管紧张素转换酶、改善肾循环的作用，在多种肾脏疾病治疗中扮演重要角色。由大黄、丹参、红花等组成的中药复方制剂具有明显抑制 GMC 增殖、减轻细胞外基质（ECM）积聚的作用，从而延缓肾小球硬化。丹参可改善毛细血管内外渗透压差而改善血流动力，降低血压，从而改善肾素—血管紧张素—醛固酮系统等来改善肾功能。川芎嗪可改善肾脏微循环，增加动脉流量，提高肾小球滤过率。桃仁因其自身含有直接的纤溶成分而具有纤溶活性。莪术可影响血液高凝状态，促进细胞外基质降解，减少 CD+T 细胞浸润，并影响 TGF-β 等细胞因子产生，防止和减少 ECM 积聚，防止肾间质的纤维化；持续减少尿蛋白排出，从而改善肾功能。

本例患者以益气养血、活血通脉、和降浊毒为治法，取得了较好的临床疗效。有研究发现，以黄芪、当归、丹参等药物组成的滋肾化瘀泻浊方具有抑制 GMC 增殖的作用，可以减轻或延缓肾小球系膜病变的发生和发展，证实了应用滋肾化瘀泻浊法可有效治疗 IgA 肾病。这些研究结果，正是该例患者所以取效的药理学基础。

第六节

"二五八"方案及"三期九度"法辨治过敏性紫癜性肾炎经验

　　过敏性紫癜引起的肾脏损害称为过敏性紫癜性肾炎（HSPN），临床表现主要为皮肤紫癜、关节肿痛、腹痛便血、血尿和蛋白尿，肾脏损害多发生于皮肤紫癜后1个月内，也存在无症状性尿异常病例，随病情进展可出现肾病综合征、肾功能减退，最终导致慢性肾衰竭。该病确切的发病机制尚未明确，可能与感染、药物、食物等多种因素有关，给疾病的治疗带来了一定难度。目前西医主要应用肾系—血管紧张系—醛固酮系统（RAAS）系统阻滞剂、糖皮质激素及免疫抑制剂治疗。血管紧张素转化酶抑制剂/血管紧张素Ⅱ受体组滞剂（ACEI/ARB）能改善肾小球内高压、高灌注及高滤过的状态，改善肾小球滤过膜选择通透性，具有降低蛋白尿、减轻肾脏纤维化、保护肾功能的作用。激素可缓解蛋白尿、胃肠道反应、关节肿痛等症状，但对皮肤紫癜则无效。对于单用激素效果不明显或者有明显新月体形成的患者，可同免疫抑制剂联用，激素联合免疫抑制剂可通过抑制IL-16和IL-18的作用来抑制机体免疫反应。但糖皮质激素及免疫抑制剂对于是否能治疗HSPN或延缓其向终末期肾病的发展，目前尚存争议。中医药对于HSPN的治疗及预防有一定优势，药理学研究显示：凉血活血中药能改善微循环、抑制凝血、防止肾损伤；活血化瘀中药能降低毛细血管通透性，改善毛细血管脆性，进而调节免疫系统，改善HSPN患者免疫功能。赵文景等以糖皮质激素为阳性对照药，观察化斑益肾汤治疗成人过敏性紫癜肾炎气阴两虚血瘀证的疗效及安全性，结果发现化斑益肾汤可以显著降低成人过敏性紫癜肾炎患者蛋白尿，疗效与激素相当，但其改善患者中医证候疗效明显优于激素，且不良反应较小，安全性好。吕仁和教授从事中医内科教学、医疗、科研工作四十余年，2017年荣膺"国医大师"称号，对肾脏病主张分期辨证、综合治疗，于20世纪90年代创新性提出"二五八"方案及"三期九度"辨证论治，临床疗效显著。笔者有幸跟师学习，颇有启悟，现将吕仁和教授运用"二五八"方案及"三期九度"辨证论治HSPN经验整理如下。

一、病因病机

中医古代文献中并无HSPN的病名，结合急性期血液溢于肌肤之间呈青紫斑点的临床特点，本病可归属于中医学"血证"范畴，称为"葡萄疫"或"紫癜风"。《医宗金鉴》云："此证多因婴儿感受疫疬之气，郁于皮肤，凝结而成，大、小青紫斑点，色状若葡萄，发于遍身，惟腿胫居多。"描述了葡萄疫的病因、症状，以及发病部位以下肢为多的临床特点。王肯堂《证治准绳》首次提出了紫癜风的病名，"夫紫癜风者，由皮肤生紫点，搔之皮起而不痒疼者是也"。在紫癜消退后期，仍遗留肾脏功能损害，表现为血尿、蛋白尿、水肿等症状，此时当属中医学"血尿""尿浊""水肿"等范畴。巢元方《诸病源候论》有云："斑毒之病，乃热气入胃。"指出斑毒之病多由热气进入胃部，热毒在胃部累积作用下，肌肉受热毒影响而形成赤斑。热毒内扰胃肠，损伤肠络，则出现腹痛、便血；热毒深入下焦，灼伤肾络，则出现尿血；热扰肾关，肾失封藏，精微外泄而出现蛋白尿。吕仁和教授认为 HSPN 的病因为感受外邪（风热湿或药毒），入血直伤肾脏及胃肠所致，在治疗上要抓住主要病机，即风、热、湿、毒、瘀，注重活血化瘀之法，进行辨证论治。

二、"二五八"方案

1."二"，即两个治疗目标

预防感冒、早期诊治是 HSPN 患者的两个首要目标。吕仁和教授认为 HSPN 最主要病因是风邪，风邪从口鼻、皮毛侵入，首先犯肺，肺气失宣，表里不和，机体正气虚弱，病邪更易入侵，正所谓"邪之所凑，其气必虚"。邪气内扰血络，络伤血溢，渗于皮肤，内迫胃肠，甚至于肾络，溢于络外则发斑疹，溢于肾络则尿血。HSPN 病程缠绵，蛋白尿、血尿久治未能转阴，病情难于稳定，每因感冒而致紫癜反复出现，预防感冒对缓解和稳定病情有重要的临床意义。临床上并非所有过敏性紫癜患者都会发生肾脏损害，如果早发现、早治疗，运用有效的治疗手段，是可以完全康复的。如吴又可言："大凡客邪，贵乎早逐，乘人气血未乱，肌肉未消，津液未耗，病人不致危殆，投剂不致掣肘，愈合亦易平复，欲为万全之策者，不过知邪之所在，早拔去病根为要耳。"不少 HSPN 患者预后较好，尤以儿童为佳，乃因小儿脏气清灵，易趋康复，虽罹患疾病，经辨证治疗，随拨随应，预后较好。成年人受不良饮食习惯、情志、劳倦、环境等多种因素影响，其发病机制复杂，痼邪深伏，而致病情迁延，最终发展为溺毒、关格等危重证候，预后不佳，因此早期诊断、及时治疗是防止 HSPN 肾功能进展的关键。

2."五"，即 5 项观察指标

①皮疹：典型皮疹为红色或青紫色斑点，多出现在四肢远端、臀部及下腹部，多呈对称性分布，稍高于皮肤表面，可有痒感，1～2 周

后逐渐消退，常可分批出现。不典型皮疹为一过性或不容易发现的针尖样皮疹，或仅出现血管神经性水肿、多形性红斑或溃疡坏死等不典型皮肤表现。②血尿：可为肉眼或镜下血尿，反复出现。③尿蛋白或尿微量白蛋白：HSPN 患者在尿常规或尿蛋白定量尚未出现异常时，尿微量白蛋白排泄已增加，尿中微量白蛋白的异常反映了 HSPN 病变已累及肾小球及肾小管，长期蛋白尿可加速肾小管退行性病变及间质纤维化。④腹痛：约 30% 的患者以腹部症状起病，腹痛通常以脐周或下腹部为主，可呈阵发性绞痛，通常无明显的腹部压痛及腹肌紧张，少数患者可有压痛，但一般不会有腹肌紧张。⑤水肿：部分患者出现久坐或劳累后下肢水肿，或眼睑水肿。

3."八"，即 8 项治疗措施

1）4 项基础治疗措施

①停用一切可疑的致过敏药物及食物，避免接触可疑的过敏源。②避风寒。注意保暖，预防外感及其他感染，以免感受新邪，引发痼邪，导致紫癜反复发作。③控制饮食。饮食不节或不洁，损伤脾胃，运化失司，湿热聚生，亦是发病的重要因素。阴虚燥热体质者更应注意饮食调护，谨和五味，谨慎食用辛辣之品及海鲜发物。④调畅情志。医生应与患者积极沟通，使患者对疾病转归有正确认识，积极对待，调畅情志，有利于疾病康复。

2）4 项选择措施

①辨证论治。吕仁和教授认为虚、损、劳、衰是慢性疾病发生发展的规律，将 HSPN 分虚损期、虚劳期、虚衰期辨治。②糖皮质激素和免疫抑制剂的应用。疾病早期一般不主张使用糖皮质激素，但严重肾脏损害，特别是病理分级重者适宜使用。糖皮质激素可直接减少免疫球蛋白合成，降低免疫反应，减少免疫复合物生成，加速免疫复合物清除，减轻肾脏负担。免疫抑制剂有一定肾毒性，单独应用效果不佳，常与糖皮质激素联合使用，适用于激素治疗后效果不佳的肾炎综合

征、肾病综合征和急进性肾炎及有明显新月体形成合并肾功能不全等。③抗凝剂。高凝状态应考虑抗凝治疗，可以使尿蛋白减少时间明显缩短，降低复发比例。④ 血管紧张素转化酶制剂（ACEI）和血管紧张素受体阻滞剂（ARB）类药物，HSPN 急性期过后部分患者呈慢性进展过程，此时应注重肾脏慢性纤维病变的发展，选择加用 ACEI 和 ARB 类药物，可减轻蛋白尿、抑制高血压、保护肾功能、延缓慢性肾损害进展过程。

三、"三期九度"辨治方法

"三期九度"即 4 项选择措施中的辨证论治，亦是吕仁和教授学术思想的重要体现。吕仁和教授在总结古人经验的基础上，结合多年的临床实践及专家共识，对 HSPN 按虚、损、劳、衰分为"虚损、虚劳、虚衰"3 期，又根据个体和病情发展的差异，每期又分为轻、中、重 3 度，分述如下。

1. 虚损期（早期）

此期患者一般表现为皮肤红紫斑点及感冒、咳嗽、咽痛等呼吸道症状，初感风邪，病情轻浅，风邪热毒伤肾，病理变化为微型癥瘕，相当于慢性肾脏病（CKD）1–2 期，肾小球滤过率 > 60mL/min，治疗应以祛除病因为主，兼顾修复肾脏损伤，预后良好。

1）轻度

证属外感风寒。起病突然，皮肤红紫斑点，大小形态不一，或融合成片，以下肢多见，皮肤瘙痒，此时病情轻浅，仅见血尿和（或）蛋白尿，水肿和高血压不明显，有鼻、咽症状，舌淡红、苔薄白，脉浮紧。治则：辛温散风。吕仁和教授重视"从风论治""风为百病之长、六淫之首"，余邪多依附于风，治疗提倡疏风散邪治法，常用荆芥、防风"药对"。荆芥辛散气香，长于发表散风，且辛温不烈，药性和缓，为发散风寒药中药性最为平和之品，吕仁和教授善用荆芥炭，荆芥炒炭后解表作用减弱，增强其血分作用，能够疏散已入血分之风邪，兼有止血之功效；防风辛温发散，善祛风散寒止痒，胜湿止痛，尤其适用于风邪所致之瘾疹瘙痒。二药相伍，正是荆防败毒散主药，相须为用，增强宣达透表、祛风散邪之功，常用剂量为荆芥、防风各10g。

2）中度

证属外感风热或风寒化热。表现为反复感冒，皮肤紫癜，血尿，发热，微恶风寒，咽痛，口渴喜饮，性情急躁，兼腹痛、关节痛、便血，大便偏干，舌红、苔薄黄，脉浮数。治则：辛凉祛风。吕仁和教授常用炒山栀、蝉蜕。栀子性寒凉，归心、肺、三焦经，能泻火除烦、清泄三焦火邪，以防风邪热化，使风邪无藏身之处，又能通利水道，清热利湿通淋，炒后入血分而凉血止血，适宜血尿严重者；蝉蜕甘寒清热，质轻上浮，长于疏散肺经风热，搜风利咽，透疹止痒，又入肝经，凉肝息风。二药相伍，具有疏散风热、清热解毒之功，常用剂量为炒山栀5～10g，蝉蜕10g。

3）重度

证属风热毒邪伤肾。主症为皮肤紫癜，色深红或紫暗，面色暗，口鼻生疮，咽喉肿痛，血尿和（或）蛋白尿，大便不爽，舌红苔黄，脉数。治则：疏风散邪，清热解毒。吕仁和教授常用药串为金银花、连翘、牛蒡子。金银花性寒，芳香疏散，功能清热解毒、散结消痈、清心除烦；连翘轻清上浮，善疏散上焦风热、清心利尿、解疮毒，吕仁和教授称金银花、连翘为中药中的"青霉素"。牛蒡子性寒，清热解毒、利咽消肿，还能润肠通便。三药伍用，升中有降，宣中有清，增强疏风清热、解毒利咽之功。常用剂量金银花、连翘、牛蒡子各10～30g。出现头痛发热、口渴喜饮、咽喉肿痛、大便干结时，吕仁和教授常加用黄芩、黄连、黄柏，三药清上、中、下三焦热邪，增强清热解毒之功，一般用量不超过10g，以免苦寒损伤脾胃。

2. 虚劳期（中期）

此期患者主要表现为紫癜反复出现，难以消退，出现水肿或高血压，腰酸腿沉，乏力，面色少华。肾脏病理损伤加重，可见小中型癥瘕，此期肾功能尚能代偿，应解除病因，祛邪同时兼以扶正，延缓病情进展。

1）轻度：证属风湿热毒合邪

表现为散在的皮肤紫癜，反复难愈，可有肢体酸痛或关节痛，形体肥胖，尿蛋白较多，肢体倦怠，头昏沉，口苦口黏，胸闷痞满，腰腿沉重酸痛，大便黏腻不爽，舌苔白腻或黄腻，脉濡。治则：祛风除湿。吕仁和教授常用炒苍术、炒白术、薏苡仁、白鲜皮。苍术发散通郁，温能燥湿，能健脾益气燥湿；白术被誉为"补气健脾第一要药"，炒后加强补气健脾作用，配伍薏苡仁加强健脾燥湿之功。白鲜皮清热燥湿、祛风解毒，还可止痒。上述药物共奏祛风除湿之功，常用剂量炒白术、炒苍术、白鲜皮各 10 ~ 30g，薏苡仁 30g。

2）中度：证属脾虚湿蕴

表现为皮肤紫癜消退，尿潜血、尿蛋白不减，腰腿沉重，下肢水肿，疲乏无力，纳谷不香，大便溏泄，舌淡暗、胖大、苔白腻，脉濡缓。治则：健补脾肾，利湿通络。吕仁和教授常用秦艽、威灵仙、木瓜。秦艽辛散苦泄，质润不燥，为风药中之润剂，能祛风湿热，通络止痛；威灵仙辛散温通，通经止痛利关节，无论上下、新旧均可用，为治疗风湿痹痛之要药，二药配伍，增强了祛风湿通络止痛功效。木瓜味酸入肝，味甘入脾，善于舒筋活络，和胃化湿，祛湿除痹，为湿痹筋脉拘挛之要药，常用于腰膝关节酸重疼痛。诸药合用，增强补脾益肾、舒筋活络之功。常用剂量秦艽、威灵仙、木瓜各 10 ~ 15g。

3）重度：证属气滞血瘀

表现为紫癜色紫暗，血尿和（或）蛋白尿，面色晦暗，肌肤甲错，性情急躁，腰部刺痛，夜间加重，口唇色暗，舌暗有瘀点、舌下络脉迂曲，脉弦细涩。治则：疏肝解郁，行气活血化瘀。吕仁和教授常用牡丹皮、丹参、赤芍、川芎。"治风先治血，血行风自灭"，吕仁和教授提倡早期运用、长期运用、巩固阶段坚持应用活血化瘀法，强调活血化瘀贯穿始终。牡丹皮苦寒，入心肝血分，善于清解血分实热，又辛行苦泄，有活血祛瘀之功；丹参苦寒，入心、肝经，功善活血化瘀、调经止痛，活血化瘀作用较为平和，祛瘀而不伤正，使生化之机未损，则新血自生，能活血行血，内达脏腑而化瘀滞，故积聚消而癥瘕破，外之利关节而通经络，使腰膝健而痹痛去，二药合用，活血化瘀而不伤血。赤芍苦寒，入肝经血分，善清泻肝火，泄血分郁热，有活血化瘀止痛之功。吕仁和教授善赤芍、白芍同用，既可柔肝，又可凉血活血。川芎辛香行散，温通血脉，既能活血化瘀，又能行气通滞，为血中之气药，上行巅顶，下行血海，旁通络脉，内达脏腑，外达肌表，全身上下无处不到，又长于祛风通络止痛，可治诸痛。川芎有效成分川芎嗪可改善肾脏微循环，增加动脉血流量，提高肾小球滤过率。吕仁和教授认为激素复发型 HSPN 患者普遍存在血液高黏稠状态，在各个阶段主方中配合活血化瘀药，不但可以改善皮下血液循环，消除皮下瘀斑，且能增加肾血流量，促进纤溶，最大限度地减轻肾脏病理损害。重视活血化瘀，也符合吕仁和教授提出的"肾络癥瘕"理论。常用剂量牡丹皮、丹参、赤芍各 10 ~ 30g，川芎 10 ~ 15g。

3. 虚衰期（晚期）

此期患者皮肤紫癜不再出现，腹痛、便血、关节痛等肾外表现症状消失，主要遗留血尿、蛋白尿、水肿、高血压等肾脏损害表现，甚至肾功能异常。此期肾功能失代偿，影响全身其他器官，肾脏功能受损严重，形成中大型癥瘕，出现一系列并发症，病邪深入，不易根除，应扶正祛邪，兼治受损器官，减轻患者痛苦。

1）轻度：证属气阴两虚，瘀毒内留

表现为疲乏无力，易感冒，口燥咽干，手足心热，血尿、蛋白尿反复出现，舌红少苔，脉细数无力。治则：益气养阴，活血化瘀。吕仁和教授常用墨旱莲、女贞子、泽兰、紫草、猪苓、白花蛇舌草、土牛膝。吕仁和教授认为肝为藏血之脏，肝阴虚则血无以藏。墨旱莲、女贞子从肝论治，滋补肝肾，滋阴止血。泽兰药性平和，利水消肿，行而不峻。紫草凉血活血，解毒透疹。墨旱莲可止血，配伍泽兰增强养阴活血利水之功，与紫草相配可减少尿中潜血。吕仁和教授认为 HSPN 患者本身禀赋不足，因易外感，常使病情反复难愈，使用激素后，常表现为口燥咽干、手足心热、大便偏干等阴虚内热证，故取白花蛇舌草清热解毒，配猪苓扶助正气，增强利水渗湿、活血利尿之功，尤其对蛋白尿患者有较好疗效。土牛膝味微苦、甘，性寒，有清热解毒、利水活血之效，更侧重治疗尿潜血。诸药同用清热利湿解毒，活血利尿，兼顾扶正。常用剂量墨旱莲、女贞子、白花蛇舌草、土牛膝、紫草各 10 ~ 15g，泽兰、猪苓各 10 ~ 30g。五心烦热严重可加银柴胡 10g，地骨皮 30g。

2）中度：证属阳气亏虚，瘀毒内留

表现为水肿，乏力，易感冒，怕冷，手足凉，腰膝酸软，纳差便溏，尿中泡沫多，舌淡有齿痕、苔薄白、脉沉缓无力。治则：益气温阳，活血化瘀。吕仁和教授常用芡实、金樱子、生黄芪、当归。芡实味甘、涩，性平，入脾、肾经，补脾止泻，固肾涩精。金樱子味酸，性平，入肾、膀胱、大肠经，缩尿涩肠止泻，二药伍用，出自《仁存堂经验方》之水陆二仙丹。对于 HSPN 缓解期，脾肾亏虚，阳气虚损，蛋白尿持续不消者，吕仁和教授常用此药对调补脾肾敛精，减少蛋白尿。黄芪为补气升阳要药，善补脾肺之气，升举阳气，又能益卫固表，用于表虚卫外不固之自汗，易感冒者。考虑到炙黄芪有壅中之嫌，吕仁和教授喜用生黄芪，为补气摄血之良药，补而不腻。当归补血活血，补而不滞，为补血要药，生黄芪、当归合用，补气养血，气血双补，益气生血，补而不滞，使新血生，瘀血自除，吕仁和教授多用于 HSPN 缓解期，或用于激素减量过程时，脾肾不足，阳气亏虚，体质较弱，反复感染而病情迁延，肾小球纤维化、硬化者。常用剂量芡实、金樱子各 10g，生黄芪 15 ~ 60g，当归 10 ~ 15g。

3）重度：证属气血阴阳俱虚，瘀毒内留

表现为水肿，倦怠无力，怕冷怕热，面色萎黄，皮肤弹性差，腰困，腿沉重无力，关节酸痛，舌淡暗、苔白腻，脉沉细无力。治则：调补阴阳气血，活血化瘀，泄浊排毒。此时已经发展为"慢关格"，多由肾风、消渴病或淋浊等久病不愈，邪毒瘀结在肾，形成癥瘕，致肾体受伤，肾用失司所致。肾元受伤，气化不行，则湿邪浊毒内停，进一步损伤气血，败坏脏腑，阻滞气机升降则成关格。吕仁和教授对于慢关格不单纯补肾，而以调补、和降、通络为法。常用狗脊、川续断、川牛膝、炒杜仲、生黄芪、当归、川芎。吕仁和教授认为在气血不充、肾气未复的情况下，大剂量使用破血化瘀，或祛风清热等药物，势必导致正气更虚，加重病情，故从肝脾肾三脏出发，用狗脊、川续断、川牛膝、炒杜仲从肾施治，补肾阳壮筋骨，也常用山茱萸、枸杞子、鹿角霜兼补肾阴与肾阳，使真元充旺，阳气阴血相互生长，助肾精以化血。配以生黄芪、当归补气养血，健脾助运，使脾胃功能健旺，气血生化充足。川芎行气活血，使补而不滞，以防滋腻碍胃，使血脉充盈，百骸得养，气血阴阳得以调补。若紫癜难以消退，伴关节疼痛，病程日久患者，可用全蝎搜风通络，通利肾脏血络，达到活血祛瘀之功效。常用剂量狗脊、川续断、川牛膝、炒杜仲、当归、川芎各 10 ~ 15g，生黄芪 15 ~ 60g，全蝎 6 ~ 10g。

四、注重生活调摄

吕仁和教授在临床实践总结中逐步形成了独特的"二五八"方案、"三期九度"辨证治疗，为过敏性紫癜性肾炎的治疗提供了新的思路。在中医辨证论治的基础上，吕仁和教授还强调综合治疗，从改变生活方式做起，可以根据自身情况进行快走、慢跑、骑车、蹲起等有氧运动，及太极拳、八段锦、气功等练习增强体质，提高机体正气，预防感冒。饮食上提倡清淡营养，减少辛辣刺激之品。诊疗过程中应时刻注意病情转归，灵活辨证用药，掌握病机演变规律，结合患者实际情况辨证加减，方能效如桴鼓。

五、病案举例

患者，女，30岁，2017年12月5日就诊。主诉：周身皮疹间断性发作2年余。患者2015年7月因感冒诱发，双下肢出现散在出血点，咽痛，后于外院诊断为过敏性紫癜，未引起重视。2016年1月尿常规检查发现尿蛋白升高。2016年9月1日于北京某医院行肾活检术，病理诊断为局灶增生性紫癜性肾炎。后一直于某中医医院治疗，服氯雷他定抗过敏，雷米普利、阿魏酸哌嗪降蛋白，黄葵胶囊、百令胶囊保护肾功能治疗，未见明显好转。为求进一步治疗于我院门诊就诊。刻下症：双下肢出血点间断发作，每于劳累或行走后加重，怕冷，口干口苦，口渴多饮，腰酸痛，食纳可，睡眠可，小便色淡黄，有泡沫，大便成形，日一行。舌红、苔薄白，脉弦。否认既往其他慢性病史。2017年12月3日于中国中医科学院望京医院查尿常规示：尿蛋白（±），红细胞143.6个/μL。24h尿蛋白定量：1069.2mg/24h。尿微量白蛋白：746mg/24h。

西医诊断： 过敏性紫癜肾炎。

中医诊断： 葡萄疫，脾肾阳虚、风热夹瘀证。

治法： 温补脾肾，祛风清热，活血化瘀。

处方： 荆芥10g，防风10g，蝉蜕6g，川牛膝20g，炙升麻6g，丹参30g，炒枳实10g，茯苓30g，猪苓10g，泽兰10g，三七粉3g，炒芡实15g，狗脊10g，川续断10g，巴戟天10g，川芎15g。7剂，水煎，每日1剂，早晚分服。

2017年12月12日二诊：患者自诉双下肢出血点明显消失，易劳累、乏力，易困倦，易外感。纳眠可，大便日一行。舌淡红、苔薄白、边齿痕，脉弦。查尿常规：尿潜血（++），Pro（±），RBC 158.9个/

μL，28.58/HP。前方基础上去川芎，加白茅根20g。14剂，煎服法同前。

2017年12月26日三诊：患者饮食不节后双下肢红斑时作，乏力易困倦，纳可寐可，大便日一行。查尿常规：BLD（＋），Pro（－），RBC 92个/μL，16.55/HP。前方猪苓增至15g，泽兰15g，芡实20g，巴戟天15g，去炙升麻，加白茅根20g。14剂，煎服法同前。随访患者3个月，未再出现皮肤出血点，后停药。

按：患者青年女性，2年前患紫癜后未系统诊治，皮肤紫癜反复发作，导致病情迁延日久，累及肾脏，出现蛋白尿、血尿，遇劳则甚，脾肾气虚，固摄失职，阳气亏虚，温煦失司，故怕冷、腰酸。离经之血日久形成瘀血，瘀阻脉络，日久血瘀化热，瘀热内阻，故口干口渴，肾络损伤，精微外泄，故出现血尿、蛋白尿。证属脾肾阳气亏虚，风热夹瘀。治则：温补脾肾，祛风清热，活血化瘀。

荆芥、防风二药相须为用，增强了宣达透表、祛风散邪之功。蝉蜕搜风利咽，透疹止痒。升麻辛散发表，升举阳气，助紫斑透发。川牛膝、巴戟天、川续断、狗脊补肾助阳，强腰膝、壮筋骨。丹参活血化瘀，配以三七化瘀止血不伤正。川芎既能活血化瘀，又能行气通滞。茯苓利水而不伤正气，与猪苓同用，增强了利水渗湿作用，尤善于治疗脾肾阳虚之水肿，小便不利。泽兰活血利水消肿，且行而不峻，增强了活血利水之功。芡实补脾止泻，固肾涩精，减少蛋白尿。二诊患者未发作皮肤出血点，出现乏力困倦、正气不足的表现，故停用行气活血之川芎，改为白茅根收敛止血，使散中有收，不至于活血太过而损伤正气。三诊患者皮肤出血点时发时止，去升麻以防发散太过，加用猪苓、泽兰活血利水消肿，巴戟天补肾助阳，芡实补脾止泻，固肾涩精，可以调补脾肾，减少蛋白尿。

第七节

狼疮肾炎临床

经验

系统性红斑狼疮是一种原因未明的自身免疫性疾病，几乎所有病例均存在不同程度的肾损害，临床可见蛋白尿、血尿、水肿、高血压等，或呈典型肾病综合征表现。现代医学采用皮质激素和免疫抑制剂治疗，确实有效，但不良反应非常突出。吕仁和教授基于多年临床经验，主张中西医结合治疗。实践证明：中医辨证论治，配合西药皮质激素疗法，可提高西药的疗效，并减少其不良反应。

一、狼疮肾炎激素疗法

对于激素的用法，吕仁和教授主张选中效的泼尼松 50mg，每日晨起顿服。待临床症状和化验结果显著好转后，开始减量。减药的方法要求隔日缓减。一般每周减 5mg。当泼尼松用量减至隔日 20mg 时，撤减速度更应放慢，一般 2～3 周减 5mg，直减至最低维持剂量。

二、中医分阶段辨证用药

关于激素应用过程中中医证候的变化规律，一般认为激素初用时为阴虚，激素撤减则表现为阳虚。临床上，由于各人对激素的反应性不同，表现是极其复杂的。运用中药应以辨证论治为原则。

1. 肝肾阴虚，夹热毒、夹血瘀

主症：面赤咽干，五心烦热，小便黄赤，舌暗红，脉细数。

治法：养阴增液，清热解毒，活血化瘀。

方药：可用增液汤、杞菊地黄汤、银翘散、桃红四物汤等，常用药物如生地黄、玄参、麦冬、枸杞子、金银花、连翘、黄芩、丹参、川芎、桃仁、红花、猪苓、茯苓、泽泻、泽兰、茜草、紫草等。血瘀症状突出，或血液流变学检查、凝血功能检查提示患者存在高血黏、高血凝状态者，可加用三棱、莪术、土鳖虫、血竭等；镜下血尿久不去者，可更加白茅根、大小蓟，或用三七粉、血竭粉，装胶囊冲服。

2. 脾肾阳气不足

主症：浮肿减退，蛋白尿持续存在，腰酸乏力，神疲乏力，或畏寒，舌淡苔薄白，脉沉细。

治法：补肾固精，益气健脾。

方药：可用"吕氏益气固肾汤"，常用药物如黄芪、当归、川芎、金樱子、芡实、补骨脂、猪苓、石韦、薏苡仁等。阳虚症状突出者，可加淫羊藿、肉苁蓉等，一般不用桂皮、附子等温燥之品。

三、针对常见标实、兼夹证治疗经验

1. 气血瘀滞

主症：情志郁结，胸胁少腹胀满，心胸烦闷，脉弦。

治法：疏肝和中，调理气血。

方药：可用四逆散加味，常用药物如柴胡、枳壳、枳实、赤芍、白芍、当归、川芎、丹参、石韦、川朴、乌药、甘草等。气郁化热，口干口苦、舌偏红者，可加黄芩、牡丹皮、山栀；心烦多梦失眠者，可加郁金、龙齿、黄连，或配合西药安定 5mg，谷维素 20mg，维生素 B_1 50～100mg，临睡前顿服。

2. 湿热壅郁

主症：舌红苔黄厚腻，脉沉滑数。

治法：清热除湿。

方药：可用四妙散加味，常用药物如苍术、白术、黄柏、薏苡仁、牛膝、石韦、黄芩、猪苓、泽泻、泽兰、川芎、茵陈等。下肢浮肿者，可加茯苓皮、桑白皮、木瓜；腹胀满闷，口黏食少者，可加用陈皮、厚朴、砂仁等。

3. 外感风邪

主症：鼻塞咽痛，头身酸痛者，多为外冒风寒，内蕴热毒，单用寒凉，冰伏外邪，纯用辛温，助热伤阴。

治法：疏风散热。

方药：可用荆防败毒散、银翘散、桑菊饮化裁，常用药物如羌活、独活、荆芥、防风、金银花、连翘、桑叶、菊花、蝉蜕、桔梗、甘草、玄参、紫草、白茅根等。咳嗽者，更加杷叶、前胡、冬花等。

四、针对狼疮肾炎特殊症状治疗经验

对于狼疮肾炎的特殊症状的处理，吕仁和教授长期以来，也积累了丰富经验。

如红斑狼疮皮肤损害，认为血分瘀热是其主要病机，乃风邪伏于血分，瘀而化热，所以治当凉血活血、祛风消瘀，常用药物可选用丹参、紫草、茜草、赤芍、蝉蜕、芥穗等。临床上无论患者整体病机如何，均可随方加用这类药物。

再如关节症状，认为风湿阻痹血脉是其主要病机，所以当参照痹证治法，祛风除湿、活血通脉，必要时加用虫类搜剔之品，常用药物如羌活、独活、荆芥、防风、赤芍、白芍、茜草、透骨草、鸡血藤、三七粉、血竭粉、僵蚕、地龙、全蝎、蜈蚣、土鳖虫等。

至于并发肺系症状，咳嗽气喘者，主张仿"轻可去实"之例，清宣肺气，常用药物如蝉蜕、前胡、枇杷叶、款冬花、黄芩、桑白皮、桃仁、杏仁、陈皮、桔梗、甘草、荆芥、防风等。

并发心系症状，心悸胸闷者，主张益气养阴、活血化瘀，常用药物如太子参、麦冬、五味子、丹参、赤芍、当归、川芎、苏梗、茜草等。

并发肝系症状，胁痛或肝功能不正常者，主张疏肝理气、活血解毒，常用药物如柴胡、郁金、丹参、川芎、当归、枳壳、枳实、黄芩、山栀、

赤芍、白芍、太子参等。

并发脾胃失调、呕逆腹满者，主张调理脾胃、顺气化滞，常用药物如苏梗、佛手、香橼、陈皮、半夏、枳壳、枳实、木香、厚朴、丹参、砂仁等。

五、病案举例

刘某某，女，53岁，2011年6月13日初诊。患者于2010年曾因"狼疮肾炎"住某医院，经激素治疗，水肿消失，而尿蛋白始终维持在（+），尿潜血（+++），胁痛腰酸，畏热汗出，血沉80mm/h，舌质暗、苍灰，脉弦细数，吕仁和教授辨证为风邪留恋，气血瘀滞，治拟疏肝解郁、活血祛风。方药：柴胡10g，白芍25g，当归15g，牡丹皮10g，生地黄15g，紫草10g，山栀10g，黄芩6g，地龙10g，川芎10g，太子参15g。

7月21日二诊：尿检阴性，血沉2mm/h，但患者自述疲乏，查舌体胖，脉沉细而弦，辨证为气血不足、湿邪留滞，治拟补气养血、清利湿邪。方药：生黄芪15g，当归10g，芡实10g，金樱子10g，地榆20g，石韦30g，木通10g，土茯苓20g。

8月7日三诊：患者病情平稳，近日出现口糜，舌尖有红点，脉沉细，辨证为阴虚火旺，治拟滋阴清热。方药：玄参15g，生地黄15g，麦冬10g，首乌10g，牛膝10g，生甘草10g。

11月13日四诊：患者自诉胁胀，双肾区胀满不舒，大便偏干，尿检蛋白（±），肝功能检查：麝香草酚浊度试验（TTT）12U、麝香草酚絮状试验（+++），舌红、苔薄腻色黄，脉弦细，辨证乃气阴受伤、热毒内蕴、气血瘀滞，治拟开郁调肝、补益兼以清化。方药：柴胡10g，郁金10g，丹参15g，黄芩10g，山栀10g，猪苓20g，枳壳6g，枳实6g，厚朴6g，当归10g，太子参10g，紫草10g，蝉蜕10g。

2012年1月8日五诊：尿检阴性，肝功能正常。随访1年，病情稳定。

第八节

痛风性肾病临床经验

痛风性肾病是由体内尿酸排泄减少和（或）嘌呤代谢障碍所致。临床特点为高尿酸血症及尿酸盐结晶、沉积所造成的肾间质性炎症。临床表现为蛋白尿、血尿等渗尿，进而发生高血压、氮质血症等肾功能不全。本病多见于体型肥胖的中老年男性和绝经期后妇女，不少患者有痛风家族史。大部分患者伴痛风性关节炎，或痛风石，尿酸性尿路结石。随着经济发展和生活水平提高，本病发病率呈上升趋势。根据其临床表现可归入中医学的痛风、痹证、历节病、血尿、淋证、腰痛、虚劳、关格等范围讨论。吕仁和教授在长期的临床实践中对本病的治疗积累了丰富的经验，其用"六对论治"诊治痛风性肾病很有特色，值得我们深入学习和继承。

一、对病分期辨证论治

痛风性肾病，是在高尿酸血症基础上逐渐发展而成。早期仅表现为轻微尿常规异常，晚期肾小球滤过率下降，最终发展成慢性肾功能衰竭。吕仁和教授以"对病分期辨证论治"方法进行治疗，比较符合本病发生发展规律。分期，一般多以现代理化指标为依据，用以明确疾病的阶段性；辨证，则采用中医传统的四诊合参进行辨证分型，便于选方用药。

1.1 期：高尿酸血症期

血尿酸升高，男性 > 420μmol/L，女性 > 350μmol/L。此期是治

疗的最佳时期。中医治疗可分4型进行辨证论治。

（1）肝郁气滞：拟疏肝解郁，药用：柴胡、白芍、枳实、牡丹皮、山栀、当归、白术、厚朴、茯苓、熟大黄、茵陈。

（2）阴虚肝旺：拟养阴柔肝、行气泄浊，药用：生地黄、玄参、白芍、赤芍、麦冬、枳壳、枳实、女贞子、牛膝、茵陈、夏枯草、地龙。

（3）痰湿困脾：拟燥湿化痰、运脾利湿，药用：陈皮、半夏、苍术、白术、茯苓、猪苓、枳壳、枳实、槟榔、生薏苡仁、藿香、佩兰、生山药。

（4）气阴两虚、湿热下注：拟益气养阴、清利湿热，药用：黄芪、太子参、黄精、麦冬、知母、女贞子、墨旱莲、苍术、黄柏、生薏苡仁、牛膝。

2.2期：肾功能代偿期

临床有蛋白尿、血尿，或伴高血压，轻度浮肿，血肌酐正常或轻度异常。此期若能及时治疗，大多可恢复正常，中医治疗可分4型进行辨证论治。

（1）肝胆湿热：拟清泄肝胆、利下焦湿热，药用：龙胆草、黄芩、山栀、泽泻、车前子、当归、生地黄、柴胡、甘草、茵陈、大黄。

（2）肝肾阴虚、瘀血内阻：拟滋补肝肾、活血化瘀，药用：山茱萸、山药、熟地黄、牡丹皮、茯苓、猪苓、泽泻、丹参、当归、赤芍、白芍、牛膝。

（3）脾肾阳虚、水湿下注：拟健脾补肾、温阳利水，药用：炙黄芪、党参、炒山药、炒薏苡仁、苍术、猪苓、当归、芡实、金樱子、桂枝。

（4）阴阳俱虚：拟调补阴阳，药用：熟地黄、山茱萸、山药、猪苓、牡丹皮、泽泻、金樱子、芡实、桂枝、附子、鹿角胶、龟甲胶。

3.3期：肾功能失代偿期及尿毒症期

临床有明显水肿、高血压、血肌酐异常，出现贫血，酸碱、水电解质代谢紊乱。病情进入中、晚期，日趋严重，治疗更为棘手。西医目前无特效办法，配合中医辨证治疗，可使生活质量提高、生命时间延长，中医治疗可分4型进行辨证论治。

（1）气血阴虚、浊毒内留：拟益气养血、滋阴降浊，药用：太子参、白术、猪苓、生地黄、白芍、当归、川芎、山茱萸、山药、牛膝、熟大黄。

（2）气血阳虚、浊毒内留：拟益气养血、助阳降浊，药用：生黄芪、当归、红参、猪苓、赤芍、川芎、苍术、厚朴、附子、熟大黄。

（3）阴阳俱虚、浊毒内留：拟调补气血阴阳、降浊利水，药用：党参、当归、丹参、川芎、墨旱莲、女贞子、金樱子、芡实、熟大黄、附子、泽泻、猪苓。

（4）心肾气虚、浊毒内留：拟益气养心、活血降浊，药用：太子参、麦冬、五味子、当归、川芎、丹参、泽泻、桑白皮、葶苈子、熟大黄、大枣。

二、对病辨证论治

痛风性肾病常伴痛风性关节炎，是尿酸盐结晶、沉积引起的炎症反应。对这类并发病或继发病的处理，可采用中医辨证分型，按照不同证型论治，即是对"病辨证论治"，中医治疗可分4型进行辨证论治。

1. 风湿热毒、阻滞经络

治拟祛风除湿、清热通络，药用：石膏、知母、桂枝、赤芍、白芍、金银花藤、海桐皮、甘草。

2. 湿热下注、络脉瘀阻

治拟清热利湿、化瘀通络，药用：苍术、黄柏、薏苡仁、金银花藤、牛膝、土茯苓、萆薢、晚蚕沙。

3. 肝肾亏虚、浊瘀阻络

治拟补益肝肾、化浊祛瘀，药用：狗脊、续断、牛膝、木瓜、杜仲、丹参、赤芍、地龙、水蛭、土茯苓。

4. 脾肾阳虚、寒湿瘀滞

治拟温补脾肾、祛湿化瘀，药用：党参、黄芪、肉桂、制川乌、制草乌、细辛、当归、赤芍、威灵仙、猪苓。

前两型多见于急性关节炎，后两型多见于慢性关节炎，当区分辨治。

三、对病论治

痛风性肾病，主要由高尿酸血症所致。结合西医病理，抑制尿酸形成，促进尿酸排泄，有针对性用药或处理，即是"对病论治"。尽管目前西药有秋水仙碱、别嘌呤醇等药物治疗，对大部分患者疗效显著，但还有不少患者与肥胖、原发性高血压、血脂异常、糖尿病、胰岛素抵抗等X综合征关系密切，而且，用西药后易引起肝肾功能损害、造血功能异常。种种原因，限制了西药的使用，这很有必要寻找有效、且不良反应小的中药来治疗。现代药理研究认为，土茯苓、萆薢、晚蚕沙可降低血尿酸；威灵仙、秦艽能溶解尿酸结晶并解除尿酸疼痛；生薏苡仁、泽泻、车前子、茯苓、地龙能增加尿酸排泄；泽兰、桃仁、当归、地龙可抑制尿酸合成。临床上可根据辨证选用，以提高疗效。另外，痛风性肾病与膳食关系非常密切，膳食不当，可导致痛风性肾病发生、病情加重。高嘌呤及影响尿酸代谢的食物，如鸡、鸭、鱼、肉（特别是动物内脏）、海鲜、花生、豆类、菠菜、酒类等应加以限制。多饮水、碱化尿液，可促进尿酸排泄，减少痛风性肾病发生、结石形成。鸡蛋、牛奶、水果和不含嘌呤的蔬菜可放心摄入。这些也可以认为是对病论治，防治痛风性肾病的有力措施。

四、对症论治

痛风性肾病和痛风性关节炎可表现为多种症状。当在辨病辨证的基础上，针对主症或重要症状，用一种快速、便捷的方法，使症状得到缓解或消除，即是"对症论治"。如有蛋白尿选用芡实、金樱子；血尿选用三七粉、血竭粉；尿路结石选用金钱草、海金沙、鸡内金、郁金；关节疼痛在上肢用桑枝、姜黄，在下肢选用木瓜、牛膝；疼痛遇热加重选用水牛角、生地黄、牡丹皮、赤芍、黄柏；得热减轻选用桂枝、细辛、制川乌；关节僵硬、变形选用白芥子、炙僵蚕、炮山甲（现已禁用，可用皂角刺替代）、皂角刺。

五、对症辨证论治

针对难治性或尚无有效对症治疗办法的症可采用"对症辨证论治"的方法来治疗。如痛风性肾病患者，在病情稳定时，临床仅以腰痛主诉来就诊，可采用如下方法来辨证论治。基本方：壮腰汤（吕仁和教授验方）。药用：狗脊 15g，木瓜 30g，续断、牛膝各 15g。通经活血、壮腰强骨。辨证分型属（1）阴血亏虚：选加四物汤、六味地黄汤；（2）肾阴阳虚：选加八味地黄儿；（3）脾肾阳虚：选加牛车肾气丸；（4）肝肾阴虚：选加杞菊地黄丸。再适当加入抑制尿酸形成、加速尿酸排泄的中药配合治疗，效果更好。

六、对症辨病与辨证相结合论治

痛风性肾病，是一种终生性疾病。在其漫长的发展过程中，常与年龄老化、动脉硬化、肾结石或感染相伴，也可合并其他疾病，出现各种各样的临床症状，对此需要采用"对症辨病与辨证相结合论治"的办法进行治疗。临床对症，首先要辨清何种病引起。如以血尿为例，痛风性肾病可以出现，痛风性肾病合并泌尿系感染、泌尿系结核、尿酸性结石、糖尿病，肾病、泌尿系肿瘤、紫癜肾等同样也可以出现。一种症状可以出现在不同疾病中，而不同疾病的预后相差甚大。其次，再辨别证型，选好方药，有的放矢。如血尿是由痛风性肾病并发泌尿系感染所致，可辨证为①湿热伤络：拟清热利湿，用小蓟饮子加减；②肾虚火旺伤络：拟滋阴降火，用知柏地黄丸加减；③气郁化热伤络：拟疏郁清热，四逆散加味；④湿热下注伤络：拟化湿清热，用四妙散加味。同时，不论哪一种证型，均可适当选加以下三四味中药：茵陈、金钱草、生地黄、泽兰、萆薢、车前子、三七、血竭、女贞子、墨旱莲。

第九节

膜性肾病临床经验

膜性肾病是以肾小球基底膜上皮细胞下弥漫的免疫复合物沉着伴基底膜弥漫性增厚，临床呈肾病综合征或无症状性蛋白尿表现。近年研究通过检测血清 M 型磷脂酶 A2 受体 (PLA2R)、Ⅰ型血小板反应蛋白 7A 域 (THSD7A) 等可以早期预测原发性膜性肾病。现代医学治疗膜性肾病常使用大剂量激素和免疫抑制剂，如钙调磷酸酶抑制剂他克莫司等，长期应用这些药物，不良反应较大，患者耐受性差，因而影响治疗效果。中医药治疗膜性肾病，能减轻激素等药物的不良反应，缩短疗程。吕仁和教授运用"六对论治"治疗膜性肾病，药少力专，效果显著。

一、对病论治

吕仁和教授在治疗膜性肾病时，注重中西医并重，取长补短，以期达到最大疗效，同时减少免疫抑制剂的不良反应。西医治疗膜性肾病，常用激素和免疫抑制剂，如泼尼松片、甲泼尼龙片和吗替麦考酚酯分散片、他克莫司等。吕仁和教授则根据患者的病情，对这些药物进行适当调整，以减轻其不良作用。如激素减量宜慢，每半月减 1 片，并采用隔日减量的办法。减到 3 片以下时，根据尿蛋白的情况决定维持时间的长短，有的病人 3 片维持 3 个月，2 片维持 2 个月，或 1 片维持 2 个月，尿蛋白转阴再逐渐停药。在应用激素的同时，常使用的药物有羌活、益智仁、炒山栀、黄芩、丹参、川芎、猪苓、生黄芪、当归等，补肾祛风、清热活血，减轻激素的不良反应。

二、对病辨证论治

吕仁和教授认为膜性肾病的病机为本虚标实，本虚为脾肾亏虚，脾肾为先后天之本，肾虚为病之本，脾为胃行津液、输布全身，供养身之本，治病必求于本。吕仁和教授非常重视肝胆在膜性肾病中的作用，认为肝主疏泄，疏通脾肾气机，气机不畅则变生病证。患者常伴有精神情志等病因，在患者就诊时，常常询问脾气是否大，性情是否急躁等，注重调理气机药物的使用。临床上在脾肾亏虚的病机上，依据伴有肝胆气滞、化热、伤阴等临床表现，常见的有肝肾阴虚、肝胃不和，肝胆郁热证型，标实为湿浊、血瘀，并贯穿于膜性肾病的始终。治疗做到本虚标实，标本兼治。

1. 脾肾气虚，兼有湿瘀

乏力，足跟痛，睡眠差，大便溏，夜尿 1～2 次，日 1 次，舌质淡苔白，脉沉细。治疗健脾益气、补肾固精。方药：生黄芪、当归、太子参、丹参、川芎、鸡内金、猪苓，甘草。

2. 肝肾阴虚，兼有湿瘀

水肿，乏力，盗汗，大便两日一行，舌尖红、苔白，脉数。治疗：清肝滋阴、补肾利水。方药：龟甲、玫瑰花、鹿角霜、茯苓、地骨皮、猪苓、川芎、葛根等。

3. 肝胃不和，兼有湿瘀

乏力，胃痛，胁痛，胃灼热反酸，舌质淡、舌体胖、有齿痕、苔薄白，脉弦滑。治疗：疏肝理气、消食和胃。方药：苏梗、苏子、香橼、佛手、太子参、丹参、川芎、鸡内金。

4. 肝胆郁热，兼有湿瘀

水肿，心悸，口苦，脾气急躁，舌质红、苔黄腻，脉弦细。治疗：

清肝利胆、利水渗湿。方药：茵陈、炒山栀、丹参、牡丹皮、赤芍、猪苓、半枝莲、生薏苡仁、车前草、芡实。

三、对病分期辨证论治

以肾病综合征为表现的膜性肾病，临床常用大量激素治疗，根据激素使用不同阶段（激素足量期、激素减量期、激素维持期），将膜性肾病分为三期治疗。根据各期的本虚标实证型，疗程分期，三段论治。

1. 早期

早期患者使用大剂量激素，辨证为肝肾阴虚，兼有湿热、血瘀。主症：多表现为水肿，咽干，小便黄，大便黏，舌暗红，苔黄，脉弦细数。治法：养阴清热、活血化瘀。方药：羌活 30g，益智仁 10g，川芎 15g，丹参 30g，生地黄 30g，猪苓 30g，黄芩 10g，炒山栀 10g。

此期多为激素足量使用期，因为激素使用量较大，容易耗气伤阴，阴虚火旺，并出现气滞血瘀。方中羌活、益智仁祛风温肾有减少激素不良反应和减少蛋白尿的功效；川芎、丹参活血化瘀；生地黄、猪苓养阴利水；黄芩、山栀清热泻火。激素足量期一般 4～8 周左右，待激素减量后，证型转变后，此方可随证变化或停用。

2. 中期

中期患者激素减量阶段，辨证为脾肾气虚，兼有湿浊、血瘀。主症：疲乏无力，易感冒，大便稀，舌体胖、舌质暗、苔白，脉沉细。治法：健脾补肾、益气活血利湿。方药：生黄芪 60g，当归 10g，猪苓 30g，泽兰 20g，丹参 30g，川芎 15g，鸡内金 10g，山楂 10g，生薏苡仁 15g，芡实 15g。

此期为激素减量期，或加入他克莫司或吗替麦考酚酯等免疫抑制剂后。方中黄芪、当归即当归补血汤益气补血，猪苓、泽兰补肾活血利水，丹参、川芎活血化瘀，鸡内金、山楂消食化滞，生薏苡仁、芡实健脾利湿。激素减量期时间比较长，此方可随症加减。

3. 激素维持量阶段

激素维持量阶段或停药，辨证为脾肾气阴两虚，兼有血瘀。主症：无水肿，蛋白尿基本消失，患者仍有乏力，或口渴，大便正常或干，小便正常或有泡沫，睡眠可。舌质暗红、苔白，脉沉滑。治法：健脾益肾、益气活血。方药：生黄芪 60g，当归 10g，太子参 10g，川芎 15g，猪苓 30g，全蝎 10g，僵蚕 10g，龟甲 30g。

此阶段激素用量小，不良反应也少。患者处于恢复期，因病情日久，气血亏虚，并出现癥瘕积聚等表现。方中黄芪、当归、太子参补气补血，川芎、猪苓补肾活血，加入虫类药全蝎、僵蚕、龟甲等，因久病入络，消癥散结，清除余邪。因有的患者撤减激素容易复发，因此维持阶段时间也比较长，随病情变化，此方随症加减。

四、对症论治

膜性肾病临床症状并不完全相同。吕仁和教授遣方用药时，针对具体症状，随症加减，做到症单药专，直达病所。如伴有感冒的患者，根据风寒、风热的不同，分别给予荆芥、防风或薄荷、桑叶等；伴有湿气重而表现腹胀者则给予砂仁、豆豉等化湿健脾；伴有脾气急躁，肝阳上扰者予以柴胡、菊花等；伴消化不良、便溏者给予焦三仙、鸡内金等；伴有失眠的加入炒枣仁；便秘者则加入白芍、元参等。

五、对症辨证论治

膜性肾病有不同的症状，针对症状采用辨证论治的方法。蛋白尿是膜性肾病的主要症状，根据蛋白尿的病因，病机，病位等不同，对蛋白尿进行辨证论治，归纳为以下 6 个证型。

1. 风寒外感

主症：恶寒发热，周身疼痛，咳白痰，舌淡苔白，脉浮紧。治法：散寒祛风。方药：荆防败毒散加减，选用荆芥、防风、羌活、前胡、川芎，桔梗等。吕仁和教授认为，蛋白尿的产生与风邪相关，因而散寒祛风，可减少蛋白尿，其中最常用的是羌活和防风。

2. 感受风热

主症：恶风发热，咽喉肿痛，咳黄色痰，舌尖红，脉浮数。治法：清热疏风。方药：银翘散加减，选用金银花、连翘、牛蒡子、竹叶、薄荷、黄芩等。热盛咽喉肿痛明显的，加元参、桔梗、板蓝根等。

3. 湿盛困脾

主症：头重身重，乏力，口黏，无食欲，大便黏，小便清，舌苔白腻，脉濡。治法：健脾利湿。方药：香砂六君子汤加减，选用木香、砂仁、佛手、香橼、党参、白术、茯苓等，利湿健脾，芳香化湿开胃。

4. 湿热蕴结

主症：身重乏力，口干不欲饮，腰酸腿沉，大便不爽，小便黄，舌质红、苔黄腻，脉滑数。治法：清热利湿。方药：三焦都有症状者，用三仁汤加减，杏仁、豆蔻仁、薏苡仁、厚朴、滑石、甘草等，分消走泻，使湿邪外解。以腰腿症状为主的，四妙散加减，苍术、黄柏、薏苡仁、川牛膝、栀子、藿香等，加强清热利湿功效。

5. 胆郁痰扰

主症：头晕、心悸，呕恶，心烦不寐，梦多，苔白腻，脉弦滑。治法：利胆化痰。方药：温胆汤加减，选用茯苓、半夏、枳实、竹茹、陈皮等。热象明显的加黄连、炒栀子，心悸加生龙骨、珍珠母，呕恶加苏梗等。

6. 血脉瘀阻

主症：腰酸痛或刺痛，夜间加重，口唇紫暗，月经有血块，舌质暗红或有瘀斑，脉沉涩。治法：活血化瘀。方药：桃红四物汤加减，选用桃仁，红花，当归，川芎等。月经有血块，伴腹痛的可用桂枝茯苓丸加减。

六、对症辨病与辨证论治相结合

膜性肾病根据病因和发病机制的不同分为原发性和继发性膜性肾病两种，大多数膜性肾病为原发性，占 70% ~ 80%。继发性膜性肾病的原因很多，常见自身免疫性疾病、糖尿病、肝炎、药物毒物等，占膜性肾病的 20% ~ 30%。针对不同病因导致的继发性膜性肾病，预后不同。对于以蛋白尿为主要症状的膜性肾病，原发病不同，表现的中医证型不同，需辨病与辨证结合论治。

1. 膜型狼疮性肾炎

青年女性多见。中医辨证多为肝肾阴虚，血分郁热，治宜养阴清热、凉血活血，多选用生地黄、麦门冬、元参、丹参、茜草、紫草、蝉蜕、僵蚕、连翘等。

2. 糖尿病致膜性肾病

中医辨证多为肝郁脾虚，气滞血瘀，治宜疏肝健脾、活血祛瘀，常选用葛根、苏梗、苏子、丹参、牡丹皮、赤芍、生黄芪、白芍等。

3. 肿瘤相关性膜性肾病

多见于 50 岁以上的中老年人，继发于各种恶性实体瘤及淋巴增殖性疾病等，肿瘤最常见的部位为支气管和肺、前列腺和胃肠道，肿瘤的病理类型以腺癌最常见，其次为鳞状上皮癌，成年人膜性肾病患者中肿瘤相关性肾病占 10%。中医辨证多为气血亏虚、毒瘀互结，治宜补气养血、解毒化瘀，药物多用生黄芪、当归、太子参、龙葵、蒲公英、白英、蛇莓、白花蛇舌草、猪苓、半枝莲等。

4. 乙型肝炎病毒相关膜性肾病 (HBV-MN)

西医多用他克莫司联合恩替卡韦和小剂量糖皮质激素治疗 HBV-MN。此类患者中医辨证多为肝郁气滞、血脉瘀阻，治宜疏肝理气、活血化瘀，因此选用药物为香附、柴胡、白芍、青皮、乌药、香橼、佛手、桃仁、红花、鳖甲、水蛭等。

5. 药物及重金属相关膜性肾病

如青霉胺、布洛芬、双氯酚酸、甲醛、苯酚、金、含汞和铅的增白化妆品和染发剂等。这类患者不需要免疫抑制剂治疗，但需驱汞治疗，辅以中药保护肾功能，多可出现蛋白尿转阴，病情获得缓解。此类患者中医辨证多为肾元亏虚、湿浊邪毒，治宜扶肾固本、驱邪解毒，选用药物如续断、杜仲、淫羊藿、桑寄生、石韦、车前草、土茯苓、薏苡仁、熟大黄等。

总之，吕仁和教授治疗膜性肾病，主张中西医并重，合理服用激素和免疫制剂，减少其不良反应，同时应用中药对病、对症，分期辨病辨证治疗。同样是膜性肾病，治疗时因人而异，强调灵活多变。再者，吕仁和教授在治疗膜性肾病时益气活血利湿的治疗原则贯穿在整个治疗过程中。所用处方药味一般在6～10味药之间，药少力专，直达病所。效果不明显时，加入搜风通络的虫类药物，效果显著。同时应用固护脾肾的中药，健脾养阴补肾益肺，扶正以祛邪，增强患者自身体质，"正气存内，邪不可干"，时时注意顾护正气。患者经过治疗后，不仅临床症状及指标改善，同时体质也有明显的好转，患者感觉服中药后舒适，增强了患者战胜疾病的信心。

第十节
慢性肾功能衰竭临床经验

慢性肾功能衰竭（chronic renal failure，CRF）是指各种原因造成慢性进行性肾实质损害，致使肾脏明显萎缩，不能维持基本功能。临床出现以代谢产物潴留，水、电解质、酸碱平衡失调，全身各系统受累为主要表现的临床综合征。中医药治疗该病临床疗效显著。

一、吕仁和教授对 CRF 病机的认识

吕仁和教授认为 CRF 为本虚标实之证，常见气血阴阳俱虚，浊毒内停：本虚与标实相互影响，正气虚则易感受外邪，标实可以加重正虚。肾虚，对体内代谢废物排泄减少，体内毒素蓄积，逐渐对各个脏器产生损害，影响人体阴阳气血平衡，浊毒伤气则乏力、体倦，浊毒伤血则面色苍白、眼睑苍白、唇色淡暗、舌色淡白，浊毒伤阴则五心烦热、盗汗，浊毒伤阳则自汗、怕冷、手足不温。

二、吕仁和教授辨治 CRF 的临床思路

吕仁和教授认为从脏腑辨证的角度来看，慢性肾功能衰竭主要涉及肝、脾、肾三脏：肝、脾、肾三脏无论从生理还是病理上都互相影响。"肾为先天之本，脾为后天之本""脾为气血生化之源""肾藏精，肝藏血""肝肾同源，精血同源""水生木""木旺克土""土虚水辱"。肝、脾、肾之间是密切相关的，一脏有病，往往波及他脏，

本为脾虚、肾虚、肝虚之症，标为肝脾肾痰、湿、热、瘀之症。治疗上也根据三脏的损伤情况及标实的证候表现有侧重点来选择用药。治疗大法是脾宜健运，肝宜疏达，肾则多补，健脾需补脾运湿，疏肝应理气舒肝，补肾则需要辨明阴阳虚实，根据病在脾、在肝、在肾之不同，辨证用药。

吕仁和教授临证时特别强调"脾旺四季不受邪"理论，指出脾的生理特点在于"运"。《素问·经脉别论》亦云："饮入于胃，游溢精气，上输于脾，脾气散精，上归于肺，通调水道，下输膀胱，水精四布，五经并行……"阐述了水谷精微在全身输布的过程，这个过程中脾主运化起到了关键作用。他还强调脾主运化的另外一个重要组成部分是运化水湿，即将水谷精微中多余的水分，及时转输至肺、肾，通过肺、肾的气化功能化为汗和尿排出体外。若脾的运化水湿功能减退，则会产生湿、痰、饮等病理产物而致病，在临床上则表现为肾脏不能维持其排泄代谢废物、调节水盐和酸碱平衡、分泌和调节各种激素代谢等基本功能，从而出现氮质血症、代谢紊乱和各系统受累等。此外，吕仁和教授认为脾胃之气的盛衰，关系到人体生命活动及存在，有一分胃气就有一分生机，因此在临证之时吕仁和教授非常注重运脾和顾护脾胃之气。

在诊治肾脏病方面，吕仁和教授注重望舌与诊脉。患者舌体胖大、边有齿痕，多为脾气虚；同时伴有舌质淡、苔白滑，脉沉弱无力者，多为脾阳虚衰；伴舌质嫩、舌面似有水分欲滴，脉沉迟或沉细者多为脾肾阳虚，水湿滞留，患者多有身困，下肢水肿；见舌体大、舌质淡、舌苔白，脉弦细，多为土虚木乘；见舌苔白腻，可知患者痰湿内阻；见舌苔黄腻，可知患者浊毒内停。

三、吕仁和教授治疗 CRF 用药特点

1. 注重调整阴阳气血平衡，补虚与排浊兼施

补虚而不留滞，排浊而不伤正，具体如下：①补虚重在补气血，

常用当归补血汤加减：黄芪 30 ~ 60g，当归 10 ~ 15g，太子参 30g。②调整阴阳平衡。阴虚常用二至丸加减：女贞子 15g，墨旱莲 15g，灵芝 10g；阳虚常用杜仲 10g，巴戟天 10g，红景天 10g 等。③注重化瘀散浊，常用丹参 30g，牡丹皮 15g，红花 10g，桃仁 10g 等。④注重通泻排浊，常用酒军 15 ~ 30g，猪苓 30g，车前子 (包) 30g。

2. 综合从肝脾肾论治，注重肝脾肾同调

①从脾论治：注重健脾化湿，常用半夏 10g，陈皮 10g，生薏苡仁 15g，炒薏苡仁 15g，炒白术 10g 等；②从肝论治：注重疏肝理气，常用枳壳 15g，枳实 15g，柴胡 10g，白芍 15g，香橼 10g，佛手 10g；③从肾论治：注重阴阳平衡，肾为水火之脏，肾阴肾阳互根互用，善补阴者必于阴中求阳，善补阳者必于阳中求阴。肾阴虚常用生地黄 10g，枸杞子 10g，山茱萸 15g 等；肾阳虚常用杜仲 10g，牛膝 10g，巴戟天 15g 等；肾阴阳两虚常用红景天 15g，灵芝 10g 等。

3. 通调脏腑，注重冲、任、督、带脉的调理

冲为血海，任主胞胎，任脉总督人体一身之阴经，督脉总督人体一身之阳气，带脉环绕腰腹，约束诸经，冲任督带都与肾脏有密切关系，吕仁和教授治疗 CRF，从人体气血阴阳的经脉平衡角度出发，以狗脊 10g，杜仲 10g，牛膝 10g，川续断 10g 补肾温阳，疏通经络，调整冲、任、督、带平衡。

4. 内外治结合，注重排浊毒水湿

吕仁和教授治疗 CRF，特别注重对湿邪的治疗。他认为湿邪的辨证，首辨湿热孰重孰轻。认为湿为阴邪，源于脾虚失运，湿停可阻滞气机而化热，湿为阴邪，祛湿当以温药和之，热为阳邪，清热须用寒凉之品，若用药不当，或加重热邪，或加重湿邪，更伤脾胃。热减则宜加入健脾利湿之品，以治其本，同时佐以疏肝理气，气行则湿行，祛湿则热无所存，除此之外，他临证不仅应用口服中药，还自创中药灌肠透析方，药物组成：生大黄 30g，生牡蛎 30g，蒲公英 30g，地榆炭 30g，银花藤 30g。临床上吕仁和教授紧紧围绕"浊毒水湿"这条核心病机指导用药，内外治结合，每获良效。

5. 中西合璧，注重汤丸结合

肾脏病是慢性病，患者服药时间较长，长期服用汤药让很多患者不能坚持。吕仁和教授认为接诊初期，应以汤剂为主，探其虚实，把握病机；之后则以丸药等成药为主，以图缓治。避免使用肾毒性药物，用药忌大辛大热、苦寒及大毒之品，纯补之品注意使用适量。

6. 医养结合，注重生活调理

吕仁和教授常讲肾脏病要三分治，七分养，患者日常生活中饮食起居的配合对其康复至关重要。①饮食有节：老年患者应以低盐、低脂、优质低蛋白饮食为主，如多食用牛奶、鸡蛋、瘦肉等动物蛋白，少摄入植物蛋白；主食可选麦淀粉、玉米淀粉或富强粉面条；副食可选新鲜蔬菜、水果、鸡、鱼、肉、蛋、奶和动物瘦肉。禁食各种豆类、豆制品及动物内脏。糖适量，一个鸡蛋，每餐以八成饱为限。吕仁和教授认为严格坚持饮食疗法是治疗 CRF 和降低血肌酐的重要方法；饮食应尽可能地满足患者机体需要，增强机体的抵抗力。②预防感冒：适当锻炼，注意保暖，适当饮水，注意休息，清淡饮食；注意个人卫生和周围居处环境，避免病从口入；在感冒流行期间，避免去公共场所活动，防止交叉感染，室内进行空气消毒，预防感染。③调畅情志：讲求心态平衡，避免大怒、忧思悲恐等。④合理休息：避免劳倦房劳，休息以平躺为主，可以增加肾脏的血流量，使肾脏得到很好的休息。⑤适当锻炼：肾病患者活动宜轻缓，可散步、打太极、做体操等。⑥控制血压：调畅情致，合理饮食的基础上合理使用降压药物，将血压维持在理想范围。

四、病案举例

1. 慢性肾炎、慢性肾功能衰竭

女，59 岁，2010 年 2 月 24 日初诊。患者自 2005 年出现腰膝酸痛，早起颜面浮肿，尿检异常，辗转服用中西药物治疗无效。来诊时面色灰暗，全身乏力，口干苦、黏，皮肤瘙痒，小便量少，大便干（2～3 日 1 次），眼睑、双下肢浮肿，舌质暗红，苔薄腻，脉数。查尿素氮 19.3mmol/L，血肌酐 495μmol/L，RBC 2.41×10^{12}/L，Hb 72g/L。

西医诊断：慢性肾炎，慢性肾功能衰竭。

中医诊断：慢肾风，脾肾气阴两虚型；慢关格，气血阴阳俱虚，痰湿不化，浊毒内留。

治法：益气养血，补肾，化痰利湿。

方药：生黄芪 10g，当归 10g，陈皮 10g，半夏 10g，丹参 15g，猪苓 30g，泽兰 30g，泽泻 30g，狗脊 15g，熟大黄 10g。水煎服，日 1 剂。嘱饮食忌鸡、鸭、鱼、肉类食品，主食量为 150～250g，加牛奶、粉丝、粉条，活动减少，保持情绪稳定。

2010 年 4 月 14 日复诊：服上方加减 42 剂，恶心、呕吐、厌食、腰痛、双下肢肿均明显减轻，现仍乏力、口苦、口酸、苔薄腻。血尿素氮 14.85mmol/L，血肌酐 424.32μmol/L。上方调整：生黄芪 10g，当归 10g，陈皮 10g，半夏 10g，丹参 30g，牛膝 20g，枳壳 10g，枳实 10g，熟大黄 15g，栀子 10g，狗脊 10g。

2012 年 9 月 28 日复诊：自 2010 年 9 月 14 日始隔日服药 1 剂，症状逐渐好转，1999 年 11 月 19 日查尿素氮 14.13mmol/L，血肌酐 270.04μmol/L，RBC 3.4×10^{12}/L，Hb 108g/L。目前患者面色好转，体力好，饮食可，右腰部皮肤色素沉着明显减退，舌质暗红、苔腻，脉数，尿素氮 8.39mmol/L，血肌酐 270.04μmol/L。拟益气养阴活血法：太子参 15g，生地黄 10g，牛膝 15g，牡丹皮 15g，丹参 15g，猪苓 15g，栀子 10g，白鲜皮 30g，枳壳 10g，枳实 10g，陈皮 10g，半夏 10g，熟大黄 10g，白蒺藜 10g，地肤子 10g。隔日 1 剂，病情至今稳定。

按：慢性肾功能衰竭，属中医慢关格。吕仁和教授将慢关格辨证为 3 种证型、10 种证候，以虚定型，以实定候。证型有三：气血阴虚，气血阳虚，气血阴阳两虚。证候有十：肝郁气滞，血脉瘀阻，湿热阻滞，痰湿不化，外感热毒，胃肠结滞，浊毒伤血，水凌心肺，肝风内动，毒入心包。此患者属气血阴阳俱虚，痰湿不化，浊毒内留。方用黄芪、当归补气养血，狗脊补肾，陈皮、半夏化痰，猪苓、茯苓、泽泻、泽兰、丹参活血利水，熟大黄通腑泻浊。以此法加减，配以饮食、运动、心情的调理，故取得较满意效果。

2.2 型糖尿病、原发性肾病综合征、慢性肾功能衰竭

男，64 岁，2000 年 9 月 21 日初诊。患者 2000 年 2 月因双下肢浮肿，胸闷、憋气，到某医院求治，考虑心衰，给予静滴扩血管药物，继则颜面、全身浮肿，双侧胸腔积液，少量心包积液，24 h 尿蛋白 3.8g，清蛋白 28g/L，尿素氮 12.49mmol/L，血肌酐 194.48μmol/L，放射性核素肾图示双肾轻度受损。建议肾穿刺明确诊断，患者拒绝、出院。住院期间应用诺和灵 R 皮下注射，血糖稳定，出院后患者服用复方 α-酮酸、爱希特、中药等治疗，症状却逐渐加重，体重由 78kg 降至 59kg。刻下症见：面色㿠白，全身无力，腰膝酸软，活动需人搀扶，恶心，厌食，胃脘堵胀，烦躁，五心烦热，颜面及双下肢重度浮肿，小便量少，舌质淡红、苔腻，脉细。

辨证：气血阴虚，湿热阻滞。

治法：益气养血、清利湿热。

方药：生黄芪 20g，当归 10g，陈皮 10g，半夏 10g，牡丹皮 15g，

丹参 15g，泽兰 15g，泽泻 15g，猪苓 30g，茯苓 20g，熟大黄 10g。4 剂，每日 1 剂。

2000 年 9 月 25 日复诊：服药后，恶心、呕吐明显减轻，有食欲，小便量稍多，大便日 1 次，有时腿抽筋。24h 尿蛋白 4g 以上，胆固醇 7.2mmol/L。吕仁和教授认为仍是糖尿病、原发性肾病综合征、肾功能衰竭。处理：①低盐优质蛋白饮食；②泼尼松 40mg，每日 1 次；③阿法骨化醇 0.5μg，肾骨胶囊 2 片，每日 3 次；④中药以清热解毒、养阴活血为法，处方：金银花 30g，连翘 30g，当归 15g，黄芩 15g，猪苓 30g，牡丹皮 20g，丹参 20g，川芎 30g，生黄芪 30g，芡实 10g，金樱子 10g，土牛膝 30g，仙鹤草 30g。每日 1 剂，分 2 次服。

2000 年 11 月 29 日复诊：患者颜面浮肿消失，面色较前好转，双下肢轻度浮肿，体力好转，饮食好，小便多，大便日 1 次，尿蛋白（++），血肌酐 132.6μmol/L，Hb 114g/L，患者症状日渐好转，激素已减至单日 50mg，双日 15mg。

按：慢性肾功能衰竭有许多可逆因素。此患者由于严重水肿、低蛋白血症、有效循环血容量不足导致慢性肾功能衰竭，故纠正水肿、低蛋白血症是治疗本病的关键。糖尿病合并原发性肾病综合征应与糖尿病肾病相鉴别，一般说来，前者进展较为迅速，出现大量蛋白尿、低蛋白血症、水肿、高血脂，血压可以不高；后者则进展较为缓慢，在早期把血糖、血压控制好，蛋白尿可以明显减少，到中晚期则仍然以大量蛋白尿、低蛋白血症、高脂血症为主。糖尿病眼底检查、荧光眼底造影可见微动脉瘤，此患者发现糖尿病 3 年且病情进展迅速，故诊断为 2 型糖尿病、原发性肾病综合征导致慢性肾功能衰竭（失代偿期），可逆性很大。吕仁和教授认为，用泼尼松按每日每千克体重不超过 1mg，或者先用 40mg，晨 8 点前服用，但血糖必须控制在优良水平，同时注意补钙。激素见效后，病人会出现口干咽燥等阴虚化热、血脉不活、转生热毒之象，应以清热解毒、活血养阴法治疗。方中金银花、连翘、黄芩清热解毒；猪苓养阴利水，同时可以提高机体免疫力；牡丹皮、丹参、川芎活血通脉，川芎内含川芎嗪，可以抑制组织缺血时血小板聚集与激活，降低血液黏稠度及血细胞比容，减少凝血因子Ⅰ的产生，抑制肾小球系膜的增殖，使肾小球肿胀减轻，改善微循环，从而减轻急性肾小球肾炎病理损害，保护肾功能；丹参可以改进肾脉高凝状态，改善微循环，减少血栓、栓塞的并发症；生黄芪、当归补气养血，同时可以降低血浆脂蛋白，促进肌肉、肝脏蛋白的合成，促进血浆清蛋白达到正常，通过改善蛋白质代谢，提高机体免疫力，减少各种感染的发生；芡实、金樱子调补脾肾，减少蛋白尿。当激素减至隔日服时，患者渐表现出气阴两虚、血脉不活之象，故治疗以益气养阴活血为主，在治疗时应注意激素的不良反应。

第三章

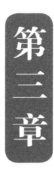

医案医话

第一节

从内风论治慢性肾脏病药对浅析

慢性肾脏病发病率高，病情复杂，治疗难度大。吕仁和教授应用中医药治疗慢性肾脏病经验丰富，疗效显著。吕仁和教授在提倡"从风论治"慢性肾脏病的基础上，重视"内风"病机，兼顾气郁、血瘀、湿热、浊毒等证候，治法独到。

一、风邪概述

1. 风邪与慢性肾脏病密切相关

《素问·风论》曰："风者，百病之长也。"风邪是最常见的致病因素。风邪侵袭，导致"肾风""风水"等病证，在《素问·风论》《素问·水热穴论》《素问·奇病论》等均有详细描述。外风侵袭作为多种肾脏病发生发展的重要因素已为各家所公认。吕仁和教授认为，"风为阴中之阳邪"，侵袭人体后，先"藏于皮肤之间"，此风可从玄腑发散而解，也可随络脉内侵，或化热生毒伤及脏腑，基本转化机制包括：风毒伤肾、风热毒邪伤肾、风湿热毒伤肾、风寒化热生毒伤肾、风热寒湿杂致化燥伤肾、风湿化毒伤肾、风寒湿邪化毒伤肾。肾是诸毒排出体外的主要器官，故最容易受到风邪热毒的侵袭而受伤，日久可致肾用失司，肾元衰败。

"风"有外风与内风之分，慢性肾脏病与"内风"同样具有密切的联系。张景岳《类经·肾风肾水》载："病生在肾，名为肾风，其非外感之风可知，然则五风有由内生者，皆此义也，所以风有内外之分，不可不辨……内风者，五脏之本病也。八风自外而入，必先有发热恶寒头疼身痛等证，此因于外者，显然有可察也；五风由内而病，则绝无外证，而忽病如风，其由内伤可知也。"针对慢性肾脏病风邪证候的文献研究发现，出现频次最多的证素为风邪外袭、肾风内动、肝风内动。

2. 内风与慢性肾脏病

"内风"作为内生五邪之一，指在疾病过程中，由于阳盛或阴虚不能制阳，阳升无制，导致患者出现动摇、眩晕、震颤等类似风动的症状表现。吕仁和教授认为，肾脏病患者在慢性病程中，常因气血逆乱、阴阳失衡而出现各种"内风"征象，主要表现：①基于"肝肾同源"理论，慢性肾脏病病程缠绵，患者精神压力增大，七情过极，暴怒伤肝，气郁化火，损耗阴精，肝肾阴虚，阴不制阳，肝阳上亢化风。②肾病后期，病情复杂，虚实夹杂，一方面标实证突出，肾络微型癥瘕形成，血瘀、痰湿、浊毒、气滞内蕴化热生风；另一方面正气亏虚明显，脾虚气血生化乏源，肾精耗伤不能化生阴血，可致肝血亏虚，日久生风；肾精衰耗，水不涵木，可致肝风内动。③肾络邪风内扰也是慢性肾脏病的另一重要病机。风邪上受，首先犯肺。咽喉为肺之门户，而足少阴之脉从肾上贯肝膈，入肺中，循喉咙。风邪失治误治，因其善动不居之性，循足少阴经入于肾络，加之正气亏虚无以抗邪外出，形成肾络邪风。此即叶天士所谓："最虚之处，便是容邪之处。"肾络邪风与水湿、痰浊、瘀血、浊毒相互胶结，形成微型癥瘕，同时容易为外风所引动，导致肾脏病迁延难愈。

二、从内风论治代表药对

吕仁和教授素来重视风邪与慢性肾脏病的关系。一方面，患者肾元亏虚，正气不足，不能御邪；另一方面，风邪挟寒、湿、热邪诸邪侵袭，日久化热生毒伤肾。病程急性期，患者主要表现为表实证，治以辛温散风、辛凉祛风、疏风清热、祛风除湿等法，祛除外风；病程慢性期，除了风邪留恋的证候外，更多见到因肾元亏虚而累及肝脾，出现一系列内风为患的复杂症状及并发症。吕仁和教授强调从内风角度论治慢性肾脏病，善用药对，药简力专。

1. 平肝息风——钩藤、天麻

有研究表明，透析前慢性肾脏病患者高血压患病率为78.4%，维持性血液透析患者高血压患病率为70% ~ 90%。肾脏是调节血压的重要脏器之一，肾小球疾病在发病过程中，缩血管因子血管内皮素明显增高，舒血管的生物活性物质一氧化氮等明显降低，导致微血管收缩痉挛、血压升高，临床上患者多有头晕头痛等症状。"头晕、血压升高"是慢性肾脏病风邪证候中肝风内动相关的重要临床表现。吕仁和教授临证上将慢性肾脏病分为"三型九候"进行论治，其中就包括肝风内动证候，治疗上重视滋水涵木、平肝息风。

钩藤、天麻药对是吕仁和教授常用的平肝息风的代表药对。其中，钩藤味甘，性微寒，质轻气薄，《药性赋》曰："钩藤甘寒专解痉，功在清热息肝风。"天麻味甘，性平，质地柔润，《本草纲目》载："天麻，乃肝经气分之药……眼黑头眩，风虚内作，非天麻不能治，天麻乃定风草，故为治风之神药。"二药作为平肝阳、息肝风、清肝热的经典药对，不但可以治疗肝风内动之惊痫抽搐，而且是治疗肝风内动、肝阳上亢之头痛、眩晕之良药。药理学研究发现，钩藤和天麻能增加血管内皮舒张因子一氧化氮的产生及抑制血管内皮收缩因子血浆内皮素的拮抗，从而发挥降低血压的作用，且二者合煎剂比各自单一提取物的降压效果更好。二药也是施今墨先生治疗眩晕、头痛、高血压病属于肝风内动的常用药对。

李东垣曰："肾肝之病同一治，为俱在下焦，非风药行经则不可。"对于具有肝风内动证候的慢性肾脏病患者，吕仁和教授常用天麻10 ~ 15g，钩藤10g，配伍菊花、白蒺藜、蝉蜕等清热平肝息风之药。

肝风内动与脾肾的关系也十分密切。首先，肝体阴而用阳，以肝血肝阴为本，依赖于肾水的滋养。肝风内动的根本原因在于肾水亏虚无以涵养肝木。基于肝肾同治思路，临床上吕仁和教授不唯平肝息风，亦重视滋水涵木，常选用知柏地黄丸、杞菊地黄丸等方配合麦冬、牛膝、墨旱莲、女贞子等滋补肝肾之品。肾水充盈，肝得所养，疏泄有序，封藏有度，相互制约，则头痛头晕诸症可止、血压可降。其次，从五行生克角度，见肝之病，知肝传脾，阳明气盛可制肝木之乘；培土可生金，金旺可克木，脾胃健运，肺得肃降，则肝风可平。而且吕仁和教授认为，慢性肾脏病患者在肾元亏虚的基础上，均伴有气血亏虚之病机，御邪能力弱，故培补中焦可使正气充足，抵御外风侵袭，防止内外风同气相求。因此，从肝脾同调方面考虑，吕仁和教授在平肝息风的同时还常配伍党参、黄芪、茯苓、白术等补益中焦脾土之品。

2. 镇肝息风——石决明、生牡蛎

研究表明，脑血管疾病已经成为慢性肾脏病患者死亡的高危并发症之一，维持血液透析和非透析患者因脑血管疾病的死亡率分别为36%、26.1%。慢性肾脏病合并脑血管疾病从中医角度可参照"眩晕""中风"等进行辨证论治，其病理因素包括风、火、痰、瘀、虚，临证上需仔细审辨。《素问·生气通天论》曰："大怒则形气绝，而血菀于上，使人薄厥。"若患者平素脾气暴躁，肝气亢逆，或肝气郁结，郁久化火，导致肝阳浮动，升而无制，亢逆化风；肝阳上亢，子病及母，又会导致肾脏病病情加重。临床上患者除了慢性肾脏病本病症状之外，还可表现为头部胀痛、抽痛，眩晕时作，手足震颤，血压难降之中风先兆，甚者猝然昏仆。针对此类患者，在注重肾脏本病的治疗上，应当加入介类、金石重镇息风潜阳以治其标。

石决明生用潜降之力甚强，能清肝热、泻肝火、息肝风、平肝阳，《医学衷中参西录》谓之"凉肝镇肝之要药"，多用于肝肾阴虚、风阳上扰之头痛、眩晕、青盲内障、目赤肿痛、惊悸抽搐等。牡蛎生用平肝潜阳，兼可滋阴清热，《徐大椿医书全集》谓之"潜热益阴，为虚热上浮专药"，

多用于治疗阴虚阳亢之头晕目眩、耳鸣、心悸怔忡、心神不宁等证。

吕仁和教授常用石决明、牡蛎各 15 ~ 30g，取其咸寒之性味、质重沉降之品质，以达重镇息风、益阴潜阳之效。若患者血压难降，可酌加茺蔚子、槐花、怀牛膝等；肝火旺盛，急躁易怒之实证者，常配伍夏枯草、白菊花、钩藤等清热平肝泻火之品；阴虚火旺者，则配伍黄柏、知母、生地黄、地骨皮、龟甲以清热滋阴降火。此外，考虑到肝主升发喜条达，专用重镇之品恐适得其反，吕仁和教授亦重视疏肝理气，用药主张疏柔相配、清养并用，配伍香附、佛手、香橼行气疏肝；赤芍、白芍养血柔肝；栀子苦寒清降，清泻三焦火邪，利于泻火清肝；枸杞子甘平、归肾经，可滋肾养肝。疏肝、清肝不伤阴血，柔肝、养肝不碍疏泄，顺应肝木之性，使肝气得以舒展则不至亢逆为害。

此外，多种慢性肾脏病发展至后期，肾元衰败，肝肾阴虚较甚，出现阴虚动风，表现为头晕耳鸣，神疲乏力，肢体麻木瘼疭，舌红少苔，治宜滋补肝肾、滋阴息风。吕仁和教授常选用大定风珠或二、三甲复脉汤。生地黄、鳖甲、龟甲是吕仁和教授在此阶段常用药串，生地黄滋补肝肾，退骨蒸潮热；二甲为血肉有情之品，既能补肝肾之阴而退内热，又能潜降肝阳而息内风。病程日久，不唯肝肾阴虚，肾精、肾阳亦已损耗，患者多伴见畏寒、四肢不温等症状，吕仁和教授常加用鹿角霜、阿胶以温肾阳、益精血、壮督脉。

3. 补血祛风——当归、白鲜皮

尿毒症皮肤瘙痒症是终末期肾病患者最常见的皮肤并发症之一，据统计，69% 的透析患者并发皮肤瘙痒症。其发病机制尚未完全明确，现代医学认为可能与血浆钙磷、组胺、甲状旁腺激素水平升高以及皮肤干燥症、免疫炎症等相关。吕仁和教授认为尿毒症皮肤瘙痒症是本虚标实之病，其本在脾肾亏虚，其标在风、湿、热、瘀、毒，病机主要包括：①脾肾衰败、气血亏虚，气血津液无以濡养肌肤，血虚生风；②久病入络，瘀血内结，新血不生，血少津枯，肌肤失润，血燥生风；

③肾用失司,湿热内郁,浊毒内停,蕴结皮肤生风。患者表现为肌肤甲错、抓痕累累、皮肤干燥、瘙痒难耐、脱屑等症状。此阶段患者肾元已衰,肾主一身气化之功能失常,湿热浊毒内生,病情日趋严重,单纯补益脾肾已意义不大,治宜益气养血、泄浊解毒,即滋后天以养先天,泄浊毒以护肾元之意。

当归专能补血,其气轻而辛,又能行血,补中有动,行中有补,是为血中之气药,适合血虚诸证。白鲜皮功擅清热利湿、祛风止痒、泄浊解毒,长于治疗皮肤瘙痒诸症。《药性论》曰:"治一切热毒风,恶风,风疮,疥癣赤烂。"现代药理学研究表明,白鲜皮具有抗菌、消炎、抗变态反应等作用。

吕仁和教授常用当归 10 ~ 15g,白鲜皮 10 ~ 20g。湿热浊毒偏盛者,常配伍地肤子、苦参、白蒺藜、猪苓、白花蛇舌草等清热利湿、祛风解毒。白鲜皮、地肤子亦为吕仁和教授常用药对,白鲜皮长于走表祛风,地肤子善走下而利湿解毒。偏于血虚血燥者,吕仁和教授常配合使用经验方"补血二丹汤",其中黄芪、当归益气养血,赤芍、丹参、牡丹皮活血凉血、散瘀消癥。此即治风先治血,血行风自灭之理。总体上既能益气补血、活血化瘀,又能祛风止痒、清热利湿、泄浊解毒,内外同治,标本兼顾,达到缓解皮肤瘙痒的目的。另外,此类患者由于长期瘙痒而常伴有情志不畅、睡眠质量差等问题,吕仁和教授常加入四逆散、小柴胡汤等,同样体现了慢性肾脏病从肝论治思想。

4. 搜风通络——全蝎、僵蚕

蛋白尿是许多肾脏疾病的主要临床症状之一,多因外感风邪而诱发加重,急性期治宜祛风解表。若失治误治,加之患者在长期病程中肾元耗伤,正气亏虚无以抗邪,风邪循经下扰肾络,与水湿、痰浊、瘀血、浊毒相互胶结。因风邪开泄之性与肾主封藏之特性相克,导致肾失固摄,精微物质外泄,临床上可见蛋白尿反复阳性。针对这类患者,仅用草类祛风散邪药疗效差强人意,现代医家多选用虫类药搜风剔邪。

《本草纲目》曰："蝎，足厥阴经药也，故治厥阴诸病。诸风掉眩、抽掣……皆属厥阴风木，蝎乃治风要药，俱宜加而用之。"《本草思辨录》谓："僵蚕劫痰湿而散肝风。"全蝎与僵蚕性善走窜，循表入里，擅长息风止痉、祛风通络。《玉楸药解》载：全蝎"穿筋透骨，逐湿除风"，僵蚕"活络通经，祛风开痹"。二药合用可搜风剔邪，内外风兼治。研究发现，肾脏病的发生与自身免疫、炎症介导、血液高凝状态等因素密切相关；而虫类药多具有抗变态反应、抗凝、扩血管、改善微循环、增强免疫力等作用。此外有研究表明，蝉蜕、僵蚕能降低系膜增生性肾小球肾炎模型大鼠尿蛋白，提高人血白蛋白含量。

吕仁和教授常选用全蝎3g、僵蚕10g搜风通络剔邪，同时能散瘀血、除痰浊、泄浊毒，尤其适用于慢性肾脏病内热、痰湿、血瘀相互胶着形成"微型癥瘕"络脉病变，导致肾用失司，肾失固摄，加之肾络风邪扰动，精微外泄而见大量蛋白尿者。由于肾络邪风与外风同气相求，容易因外感引动导致病情反复发作或急性加重，因此吕仁和教授强调内外风同治，临证上常搭配荆芥、防风、炒栀子、蝉蜕药串，既能散外风、祛内风，还能清内热，以除内外合邪之弊，最适合风热之邪留连者。肾虽然居于下焦，但通过经络循行与咽喉有密切联系。基于"咽肾相关"理论，吕仁和教授在临证上亦常重视咽部症状的询问，对于有咽部不适的患者，无论是否有外感症状，均选用玄参、蝉蜕、山豆根、牛蒡子、马勃等清利咽喉药，以除咽部邪风，使其不能下扰肾络。此外，蛋白尿的出现不仅因风邪内扰、肾失封藏，亦常有脾虚不摄、清气下陷之病机，可配伍党参、山药、芡实、金樱子、山茱萸等以补脾益肾、固精缩尿。

三、病案举例

患者，女，26岁，2019年9月7日初诊，主诉：颜面及四肢水肿2年，皮肤瘙痒1个月。患者3岁时诊断为"肾病综合征"，经治疗12岁时临床痊愈，停药，规律复查2年无异常，后停止复查。2017年

8月劳累后出现感冒，伴有颜面及肢体水肿，血肌酐124.4μmol/L，估算肾小球滤过率53.6mL/(min·1.73m²)，24h尿蛋白11.2g，后规律使用激素及环磷酰胺冲击、口服中药，水肿较前减轻。1个月前无明显诱因出现皮肤瘙痒，搔抓后起红肿团块，皮肤干燥。辅助检查：尿蛋白（+~+++）。刻下症：双眼睑及双下肢轻度水肿，皮肤瘙痒、干燥，无脱屑。乏力，困倦，口黏口苦，无咽痛，晨起口中异味，外阴瘙痒，白带多，纳眠可，小便调，大便黏，每日一行。舌淡、舌尖红、苔薄白，脉弦数。

西医诊断：慢性肾脏病3期，皮肤瘙痒症。

中医诊断：慢肾衰，气血亏虚，湿浊邪毒内停。

治法：补益气血，化湿泄浊止痒。

方药组成：生黄芪30g，当归10g，川芎15g，丹参30g，芡实15g，生薏苡仁30g，白蒺藜10g，白鲜皮20g。14剂，水煎，早晚分服。

9月21日二诊：服上方14剂，患者皮肤瘙痒情况较前好转，维持原方。

12月14日三诊：患者诉间断服上方共45剂，病情明显好转，皮肤瘙痒、干燥较前明显减轻，已无外阴瘙痒，复查血肌酐47.4μmol/L，尿蛋白转阴。

第二节

从益气养血论治
"肾络微型癥瘕"

吕仁和教授学贯古今，在慢性肾脏病诊疗方面造诣颇深，善于运用中草药治疗各类慢性肾脏病，创新性地提出了"肾络微型癥瘕"理论，具有重大的临床意义。

一、络脉中气血不足是癥瘕形成的根本病因

气血是人体内的两大类基本物质，二者相互滋生、相互依存、相互为用。二者协调平衡，生命活动才能得以正常进行；络脉和经脉则共同构成了具有输送气血津液、沟通上下内外、抵御病邪的重要生理功能的经络。至于络脉中气血的来源，根据"中焦出气如露，上注溪谷，而渗孙脉，津液和调，变化而赤为血，血和则孙脉先满溢，乃注于络脉，皆盈，乃注于经脉"，吕仁和教授认为是由中焦脾胃运化而成。由此，吕仁和教授指出，中焦脾胃腐熟运化水谷生成的气血会聚于络脉，从而使络脉成为全身气血会聚之处。络脉与气、血关系密切，而且与津液也有重要的联系。因此，气、血、津液生理功能正常，络脉通畅，人体的健康则得到保障。但是络脉形态细小，容易受邪，气血阴阳最易失去平衡，津液最容易不归正化，故而络脉病变是疾病传变的中心环节。而且，吕仁和教授根据观察发现，气血亏虚之人易感受邪气，缠绵难愈。因此，在某种程度上来讲，络病的本质是气血不足。肾之络脉为全身络脉一部分，当其发生病变，同样会影响到肾之气血运行，进而影响到肾的各项生理功能，从而导致肾络受损。

论及"癥瘕"与"络病"的关系时，根据"癥瘕"属"络病"的理论，

吕仁和教授指出癥瘕的形成与络脉中气血失调既有直接关系，又有间接关系。其一，络脉中气血不足可直接促成癥瘕的形成；气血亏虚，运行无力，从而导致气滞、痰凝、血瘀等，直接促使癥瘕的形成；其二，在气血不足的基础之上，外邪乘虚而入，久之病邪留滞络脉，气滞、瘀血、痰浊等胶结不解，从而间接促使了癥瘕的形成。在这里需要特别指出的是，女性以血为本，女性特殊的生理经、孕、产、乳均与血有直接的关系，女性患者癥瘕的形成与血病有直接关系。

二、益气养血是治疗癥瘕的根本治则

前面已详细论述了络脉中气血不足与络病、癥瘕的关系，指出了气血不足是络病、癥瘕的根本所在，如《内经》所言："血气不和，百病乃变化而生。"同时，指出络病与津液不归正化有密切关系。因此，治疗上，吕师指出，益气养血治疗癥瘕，一方面，络脉中气血充足，气鼓动有力，血运行正常，气血运行有序，可直接促进瘕消癥散，如仲景所创的鳖甲煎丸中的人参、阿胶、芍药等，桂枝茯苓丸中配以茯苓、芍药等。其中人参补气以行气，气行则血行，血行则瘀去；芍药在东汉时不分赤白，故既可养血又可活血；另一方面，气血充足、运行通畅，络脉得养，脏腑气血功能逐渐恢复，从而促进癥瘕的消散；吕仁和教授的这一思想与王清任重视气血的思想，益气活血、养血通络的治则不谋而合。遇到女性患者时，更是要注重养护女性后天之血以资先天之血，促进疾病的恢复；同时吕教授还指出，要处理好补虚与泻实的关系，补益气血不可壅塞气机，祛除邪气也不可损伤气血。

三、"肾络微型癥瘕"形成的中医理论基础

在丰厚的古籍积累与不断的临床总结中，吕仁和教授认为《黄帝内经》中"脾瘅""消渴""消瘅"是消渴病发展的三个阶段。消渴病日久，气血先亏，未及时正确诊治，久病入络，导致络脉失养、络脉空虚，则五邪内生，病久互相胶结，形成消瘅期"微型癥瘕"络脉

病变。吕仁和教授在此基础上，将络病学说与癥瘕学说进一步应用于肾脏疾病，指出肾脏疾病的本质仍然是络脉中气血不足，这是络病发生的根本，是肾之络脉病变、微型癥瘕形成的物质基础。前已述及络脉较经脉在形态结构上细小，气血容易不足，最先累及络脉，导致络脉空虚、络脉失养；一方面，络脉中气血不足与络脉失养相互影响，导致气血益亏，气虚鼓动无力则气行迟缓生滞，血失气帅则血行失畅而致瘀；络脉失养而致气血不足，进一步导致气滞血瘀的形成；另一方面，络脉失养，络脉中之津液也会受到影响；络脉病变，气虚无力，津失气运则津液凝聚而成痰甚或气虚失摄，津液溢出脉外而成肿。久之脉内气滞、痰凝、血瘀相互胶结，聚积于肾络，影响肾之气血功能，损伤肾之络脉；脉外不归正化之津液外溢而形成水肿，进一步影响肾之正常生理功能，从而导致肾之"微型癥瘕"络脉病变的形成，出现肾主藏精、主水、纳气功能的异常，导致各种肾脏疾病的形成。虽然在"肾络微型癥瘕"形成的过程中，气滞、血瘀、津凝等起了重要作用，但是络脉中气血不足是其发生的根本原因，而气津功能失常起了间接促进作用。因此，治疗上，不可局限于行气、化痰、活血之法，而是将益气养血以散结消聚之法则贯穿始终，尤其是中晚期，更应益气养血。气血充足，脏腑得以濡养，功能才得以恢复。而且需注重合理运用补泻之法，补虚之时要有泻实，泻实之中不忘补虚。

四、"肾络微型癥瘕"形成的物质基础

在中医整体观思想、辨证论证思想基础之上，参照现代医学，以肾脏解剖、生理病理的研究为物质支撑，吕仁和教授认为"肾络微型癥瘕"与肾纤维化在一定程度上是一致的。血瘀的病理基础是血管功能障碍，血流动力学异常则是其表现形式；气滞的形成与血管内皮细胞、血管平滑肌细胞损伤保护过程中，信号传导机制异常关系密切；津凝痰结由细胞外基质过度积聚促成；炎症介质及多种细胞因子积聚于络

脉，造成络毒蕴结。因此，在络病的病理机制研究中，肾纤维化形成的根本原因，同样由络脉失养、气血不足造成的，气滞血瘀、津凝痰结、络毒蕴结均是络脉失养、气血不足的具体表现。

五、辨证用药论治肾络微型癥瘕

慢性肾脏病的治疗中，尤其是中晚期，吕仁和教授常选用赤芝、舌芝、生黄芪、当归、太子参、灵芝等，其中生黄芪、当归最为常用。本节中主要简单介绍下生黄芪、当归的应用。

黄芪甘温，善入脾胃，为补气健脾之要药。吕仁和教授认为，生黄芪具有多方面的作用。其一：其能直接大补元气。其二：因气能生血，"有形之血生于无形之气"，故生黄芪可使气旺血生。其三：脾胃为气血生化之源，生黄芪可资补脾胃，促使气血滋生。其四：资后天补先天。络脉中的气血来源于脾胃运化水谷产生的气血，肾络中的气血同样依靠脾胃健全的运化功能。当归甘辛温，为补血养血生血之圣药，可补益虚损之阴血；生黄芪、当归相须相使，则脾胃运化水谷之精和化生的谷气功能倍增，从而不断资补先天之肾精，使肾络中气血愈来愈充足，益气养血之效显著。故将生黄芪、当归灵活运用于气血不足为根本原因的慢性肾脏疾病"肾络微型癥瘕"之中尤为合适。临床中，吕仁和教授常根据气、血亏虚的偏重，病情的轻重缓急来决定黄芪、当归的剂量比例。气血亏虚较轻，生黄芪与当归的用量分别为 30g、10g；若阴血大亏，阳气浮越，"有形之血不能速生，无形之气当所急固"则重用黄芪，即当归补血汤，生黄芪、当归用量分别为 50g 甚或 60g、10g，以急固浮阳。同时，吕仁和教授积极接受现代理念，借助现代中药临床药理知识，多方面、多层次认识中药。黄芪有改善肾小球滤过屏障、调节免疫系统等药理作用。当归除了造血功能以外，当归多糖还可用于防治骨髓造血功能衰竭。归芪多糖可保护 D- 半乳糖所致衰老大鼠肾组织的氧化损伤，从而起到保护肾脏，减缓衰老的作用。加味当归补血汤具有减少蛋白尿和血尿的作用，从而延缓了肾脏纤维化进程，减轻了肾功能恶化程度，保护了肾功能。

吕仁和教授博览群书，勤于学习，充分运用黄芪、当归单味药物独自的作用以及两味药物对肾脏的协同保护作用，将生黄芪、当归灵活运用到病机为"肾络微型癥瘕"的疾病的治疗中。无论是从传统的中药药性理论，还是现代中药药理方面来讲，"生黄芪、当归"在慢性肾脏疾病的治疗过程中，对"肾络微型癥瘕"起了非常重要的作用。同时要根据患者的个体差异，对生黄芪、当归的用量进行适当的调整。

第三节

治疗慢性肾脏病"八郁证"的用药经验

慢性肾脏病是由于各种因素导致正气亏虚，加之饮食、情志、起居调理不当，从而外邪侵入，损伤肾脏，进而使脏腑机能紊乱，气血阴阳失衡，体内浊邪内停所形成的一系列临床表现。吕仁和教授认为慢性肾脏病包括的病种多，病程长，病情复杂，临床中多可见到"气、血、痰、火、食、湿、水、饮"邪气瘀滞的表现，吕仁和教授称之为"八郁证"，如不及时解除，将严重影响疗效。因此，在针对慢性肾脏病不同类型、不同阶段基础辨证治疗的同时，要重视针对"八郁证"的辨证治疗，从而达到提高疗效、减少病情复发的目的。我们有幸侍诊，现将吕仁和教授关于"八郁证"以及治疗用药简单介绍如下。

一、气郁证

气郁证多有胀满不舒，或疼痛的感觉，临床可表现在不同部位，治疗当疏、当行，并根据气郁部位不同用药有所区别。

1. 气郁胸中

心悸胸闷，憋气，时有太息者，加香橼 10g，佛手 10g。

2. 气郁胃脘

脘痞，胀闷，嗳气不舒者，加枳实 10g，白术 10g；兼见恶寒喜温者，加良姜 6g，香附 6g，九香虫 6g。

3 气郁腹中

腹胀，难以矢气者，加木香 10g，大腹皮 10g，炒莱菔子 10g。

4.气郁下腹

下腹胀满，排气则舒者，加沉香 10g，降香 10g，香附 10g，乌药 10g。

5.气郁小腹

小腹胀痛，小便不利，或有尿痛，掣及睾丸者，加荔枝核 10g，橘核 10g，香附 10g，乌药 10g，石韦 30g。

6.气郁乳房

副乳胀痛，或乳房有结块，经前或经期胀痛者，加王不留行 10g，路路通 10g，香附 10g，夏枯草 10g；兼见热象者，加紫草 30g。

7.气郁两胁

胁胀，常太息者，加香附 10g，乌药 10g，柴胡 10g，白芍 20g，枳实 10g，甘草 6g。

二、血郁证

血郁证临床表现肤色紫暗或有瘀斑，舌暗或见紫斑，疼痛如刺似割，痛处固定。兼气郁者，常有胀痛，夜间加重。

1.血郁气滞

病位刺痛、胀痛，夜间加重，加川芎 15g，元胡 10g。

2.血郁两胁

两胁肿胀、刺痛，夜间加重，加郁金 10g，郁李仁 10g，红花 10g，桃仁 10g，川芎 15g。

3.血郁肩臂

肩臂刺痛，夜间加重，活动受限者，加姜黄 10g，乳香 10g，没药 10g。

4.血郁腰腿

病位刺痛，夜间加重，加川牛膝 30g，红花 10g，桃仁 10g，水红花子 10g。

5. 血郁小腹

小腹刺痛，月经色暗有块，加蒲黄 10g，五灵脂 10g，花蕊石 10g，茜草根 15g。

6. 血郁肛肠

痔疮致便血者，加生地黄榆 30g，槐角 10g。

7. 血郁化热

脱发者，加刘寄奴 10g；若手脚心热，夜间甚者，加地骨皮 30g。

8. 血郁成癥

病位刺痛，夜间加重，临床常见肝脾肿大，加三棱 10g，莪术 10g，土鳖虫 10g。

9. 血郁

耳轮焦干者多为心肾虚衰，加西红花 2g，西洋参 2g，冬虫夏草 1g；爪甲枯萎者多为肝肾虚衰，加当归 10g，丹参 30g，水红花子 10g，鳖甲 10g，生地黄 30g；肌肤甲错者多为肺脾虚衰，加灵芝 20g，西红花 2g，沙参 20g，白术 15g。

三、痰郁证

痰郁证临床所见十分复杂，本节仅就痰郁肺中之证治简单介绍。

1. 痰郁肺热

咳嗽痰黄者，加桔梗 10g，前胡 10g。

2. 痰郁肺寒

咳嗽痰白者，加白前 10g，桔梗 10g，姜半夏 10g。

3. 痰郁肺中，寒热互结

咳声不扬，痰色黄白相间，加前胡 10g，白前 10g，桔梗 10g，甘草 10g。

4.痰郁肺中，黏滞不解

咳嗽，痰胶黏者，加旋覆花 10g(包煎)，海浮石 10g，川贝 6g，陈皮 10g，半夏 10g。

5.痰郁肺中，脾胃虚寒

咳嗽，痰白清稀，纳可，怕冷，便溏者，加桔梗 10g，白前 10g，干姜 10g，白芥子 10g，木香 10g。

6.痰郁肺滞，心气亏虚

咳嗽痰稀，或有泡沫，胸闷憋气，心悸气短者，加葶苈子 20g，太子参 30g，麦冬 10g，五味子 10g，大枣 10g。

7.痰郁肺燥

干咳痰少，或黄黏，或胶黏者，加麦冬 10g，黄芩 10g，桑白皮 20g，生地黄 15g。

8.痰郁肺燥，肾阳亏虚

干咳，气短，痰黏，腰膝畏寒者，加天竺黄 10g，前胡 10g，冬虫夏草 1g(另煎兑)，西洋参 2g(另煎兑)。

四、火郁证

火郁证临床常见，应根据火郁部位和证情而选择用药。

1.火郁上焦

口干口渴，便干，喜冷怕热者，加黄芩 10g，酒军 10g，生石膏 30 ~ 60g。若口舌生疮或有糜烂者，加升麻 6g，柴胡 6g，黄连 10g，牡丹皮 10g。

2.火郁中焦

多食易饥，口渴喜冷，加黄连 10g，寒水石 10g，知母 10g，石斛

10g。

3. 火郁下焦

尿热，便干者，加黄柏 10g，知母 10g，生大黄 10g。

4. 火郁三焦

口苦，咽干，消谷善饥，大便干燥，尿黄，尿热者，加山栀 10g，甚则加黄芩 10g，黄连 10g，黄柏 10g，生大黄 10g（后下，便溏则去）。

5. 火郁气分

发热，口渴，自觉燥热者，加生石膏 30g，金银花 20g，连翘 20g。

6. 火郁血分

紫癜者，加元参 30g，生地黄 30g，赤芍 20g，牡丹皮 20g，大黄炭 10g。

7. 火郁胃肠

大便干燥，或黏滞不爽，便血者，须查明病因，除外器质性及占位性病变后，加大黄炭 10g，枳实 10g，厚朴 10g，黄连 10g。

8. 火郁肝胆

口苦，咽干，头晕，目干，舌红、苔黄，加柴胡 10g，菊花 10g，龙胆草 10g，牡丹皮 10g，茵陈 30g，山栀 10g。

9. 火郁膀胱

小腹憋胀，尿热，尿痛，无器质性病变者加竹叶 10g，石韦 20g，冬葵子 20g，荔、橘核各 10g，连翘 30g，鱼腥草 30g。尿血者，及早查明原因。

10. 火郁心包

胸闷，心悸，心烦，失眠，惊悸，加连翘 20g，竹叶 10g，葶苈子 30g，黄连 10g，莲子心 3g，丹参 30g。

五、食郁证

导致食郁的因素很多，主要是多食，或进食过快，食后生气或病后、产后贪食肥腻等损伤脾胃所致。

1. 肉食郁

因食肉过多致脘满腹胀、心烦者，加山楂 10g。

2. 五谷食郁

因贪食过多致食欲减退，或纳谷不香者，加焦三仙各 10g。

3. 食郁气滞

因食后生气，出现脘痞、腹胀、排气较难者，加焦三仙各 10g，香附 10g，乌药 10g。

4. 食郁胃中

脘痞，恶心，应先吐后养，或少食或禁食，待食欲好转后再进食。

5. 食郁伤脾

食后疲乏，饮食不化，四肢无力。嘱患者少食，加白术 10g，党参 20g，砂仁 6g(后下)。

6. 食郁受凉

积食受凉后见头晕，恶心者，加苏叶 10g，焦三仙各 10g。

7. 食郁化热

饭后嗳气，或多食少动，脘腹胀疼，烦热恶心者，加黄连 10g，山栀 10g，焦三仙各 10g，木香 10g，槟榔 10g。

六、湿郁证

湿郁证主因脾虚所致，脾虚又因多食少动，加之忧思不解而成，主要症状有四肢肌肉沉重或胀满，易于疲乏。湿郁最易化热，变成湿热，则见舌胖嫩、苔白厚腻或黄腻，脉滑数，使治疗难度加大。

1. 湿郁上焦

口干黏腻，不欲饮水，头晕，头胀，舌胖、苔白腻，脉滑，加藿香 10g，佩兰 10g，白蔻 10g，砂仁 10g，白芷 10g，葛根 10g。

2. 湿郁中焦

腹胀，恶心，大便黏滞不爽，舌胖、苔白厚腻，加苍术 10g，厚朴 10g，砂仁 6g(后下)，陈皮 15g，草果 15g，茯苓 30g。

3. 湿郁下焦

小便不爽，便溏，阴部潮湿怕冷，舌胖、苔白厚腻，加车前子 30g(包煎)，生薏苡仁 30g，猪苓 30g，泽兰 30g。

4. 湿郁三焦

尿少，尿热，胸胁苦满，口苦咽干，眠差，舌胖、苔黄滑腻，加山栀 10g，柴胡 10g，枳实 10g，竹叶 10g，金钱草 30g，石韦 30g。

5. 湿郁肝胆

口苦咽干，尿黄，舌胖，苔黄滑腻。加茵陈 30g，山栀 10g，垂盆草 30g，地耳草 30g，积雪草 30g，虎杖 30g。

七、水郁证

水郁者，形见浮肿，成因甚多，治疗以去除病因为主，法宜通利。

1. 水郁于胃

因过渴而暴饮，或饱食又多饮，使胃受伤，水食停于胃，加葛根 10g，白术 10g，暂时减少饮水。

2. 水郁于脾

因过度劳累及饮水多，使脾运失司，出现四肢沉重，疲乏无力，按之凹陷者，加车前子 30g(包煎)，生薏苡仁 30g，生白术 15g。

3. 水郁心肺

心悸气短，胸闷憋气，加葶苈子 30g，太子参 30g，泽泻 30g，泽兰 30g，桑白皮 30g，车前子 30g(包煎)。

4. 水郁膀胱（多见于神经源性膀胱）

多因督脉受阻，中气不升，下焦瘀滞，影响气化，拟补中益气加通活督任，通利下焦，常用生黄芪 30g，炒白术 10g，陈皮 10g，升麻 10g，柴胡 10g，党参 30g，甘草 10g，当归 10g，狗脊 10g，川牛膝 30g，猪苓 30g，冬葵子 30g，车前子 30g(包煎)，泽兰 30g。

5. 水郁于肾

多见于多囊肾、肾囊肿，加狗脊 10g，续断 10g，川牛膝 30g，红花 10g，桃仁 10g，水红花子 10g。

八、饮郁证

饮郁证多由水湿郁久，损伤正气，脏器受伤，阻滞经络，气血不流畅而成。

1. 饮郁胸间

胸闷憋气，咳嗽，气短，加椒目 20g，葶苈子 30g，太子参 30g，黄芪 30g。

2. 饮郁两胁

胁肋胀闷，甚则疼痛，伴见咳喘，泡沫痰，心悸，加葶苈子 30g，柴胡 10g，赤芍、白芍各 15g，枳实壳各 10g，甘草 10g，太子参 30g。

3. 饮郁胃脘

脘中停饮，有振水声，纳谷不香，用黄芪 30g，茯苓 30g，桂枝 10g，白术 10g，甘草 10g，泽泻 30g，泽兰 30g，陈皮 10g，半夏 10g。

4. 饮郁心包

心悸，胸闷，憋气，加连翘 20g，太子参 30g，川芎 15g，丹参 30g。

5. 饮郁肠间

肠鸣沥沥有声，大便溏薄，加熟大黄 10g，九香虫 10g，厚朴花 10g，熟附片 10g(先煎)，椒目 20g。

慢性肾脏病是一种多表现为隐匿起病，病种繁多，并呈进行性发展，多脏器受累，最终严重影响人们身体健康的疾病，其患者群年龄范围较广，致残、致死率高，已被大家日益关注。本节对吕仁和教授提出的"八郁证"及其对应的治疗用药进行总结，与同道分享，希望对临床辨证治疗有所帮助。

第四节

应用羌活、益智仁治疗肾病经验

　　吕仁和教授从中医临床思维的角度出发，结合现代药物学研究，辨证运用羌活、益智仁治疗肾病及防治激素某些不良反应的认识过程及用药经验，通过临床案例的联系与比较相对具象地描绘出吕仁和教授在使用此药对的思路及独特用法，展现了吕仁和教授以坚持中医临床思维为根本，以传统药物学认识为基石，辨证拓展及尝试性运用现代药物学研究为临床治疗提供的可能道路及方案，充分体现了吕仁和教授衷中参西，"洋为中用，重点在用"的思想，并为大家提供一种新的角度去考虑和认识中西医思维在临床治疗中的结合，为中医学的发展提供新的可能性。

一、吕仁和教授的认识过程及经验

1. 传统奠基石

　　吕仁和教授研读经典，研习古籍，结合多年的临床经验，很早就提出了肾病"从风论治"的思想。《中华人民共和国药典》(一部)中介绍："羌活辛、苦，温，归膀胱、肾经。具有解表散寒，祛风除湿，止痛的功效。用于风寒感冒，头痛项强，风湿痹痛，肩背酸痛。一般用量 3 ~ 9g。"羌活属于风药范畴，归膀胱、肾经，符合肾病"从风论治"的基本治疗思路，在较早的临床治疗中，吕仁和教授根据情况辨证施用。

　　同时吕仁和教授以中医理论为基石，吸收多位名师的经验，根据疾病发展过程中正气的盛衰将肾病分为虚损、虚劳、虚衰三期，扶正补虚是吕仁和教授治疗肾病的重要一环。《中华人民共和国药典》(一部)中介绍："益智仁辛，温，归脾、肾经。具有暖肾固精缩尿，温脾止泻摄唾之功。用于肾虚遗尿，小便频数，遗精白浊，脾寒泄泻，腹中冷痛，口多唾涎。一般用量3～10g。"益智仁归脾、肾经，具有暖肾固精温脾之功，可以补肾气、填肾精，有助于肾脏病的治疗，在早先的临床治疗中，吕仁和教授经常使用此药物。

2. 临床遇难题

应用糖皮质激素等类固醇类药物治疗肾脏病是目前现代医学治疗肾脏病的普遍手段。此类药物具有的诸如垂体功能减退、肾上腺功能异常、神经系统异常、心律失常等全身性不良反应，也为人熟知。这些不良反应往往会让患者烦苦不堪，生活质量及幸福指数下降，特别是孩童患者，智力发育均会受到不同程度的影响，但临床中缺乏较为明确有效的手段去缓解和减轻病患的痛苦。虽然近来有研究表明应用中医药能够缓解或减轻激素类药物的不良反应，但往往都是统合性的治疗方案，施用起来较为复杂，缺乏靶向性和针对性，患者依从性不高。如此，拿出一种方便、简洁、依从性好的治疗方案，成为吕仁和教授思考的重点。

3. 理拓思路

现代药理研究表明，羌活中含有挥发油、香豆素类化合物及其他化合物成分，具有抗炎、解热、镇痛、调节垂体—肾上腺系统、抗心律失常、抗心肌缺血、改善脑循环、抗血栓形成、抗菌、抗氧化等作用。文献提到益智仁中含有倍半萜类、单萜类、二萜类、甾醇类、二苯庚烷类、黄酮类及其他化合物成分，具有神经保护，提高记忆，抗氧化、抗衰老、抗肿瘤、抗炎、抗过敏、抗应激、强心、抑制肌肉收缩、抑菌等作用。目前临床上，羌活多用于治疗中风偏瘫、白癜风、阳痿、痛经、小儿癫痫、肾炎水肿、冠心病心绞痛、头痛等疾病；益智仁多用于治疗阿尔兹海默病等神经系统疾病。吕仁和教授思考既然羌活有调节和保护垂体—肾上腺系统的作用，而益智仁有保护神经，提高记忆等作用，那么此药对具有治疗肾病、防治类固醇类药物的某些不良反应的药理基础。

4. 结合要辨证

虽然传统药物学及现代药理均表明羌活、益智仁在治疗肾病中具有极高的应用价值，但吕仁和教授强调在施用药物时必须严格遵守中医的临床辨证施用。根据吕仁和教授的临床经验观察，羌活需大剂量使用，用至 20 ~ 30g，才能起到调节和保护垂体—肾上腺系统的作用，而羌活毕竟性辛温，对于辨证为温热之证的患者需要考虑辛温太多对于患者的伤害，故多次叮嘱不可忽视甚至丢弃中医的临床思辨，否则会犯大错。至于益智仁，吕仁和教授认为其性虽辛温但偏于平性，故积极使用，用量一般为 10g。

吕仁和教授认为此药对不仅可以缓解症状，减轻激素的某些副作用，起到减毒增效的作用；同时当患者症状表现不明显，进入相对平稳的时期，此药对长期使用还可以减少疾病复发率，使病情平稳。

对于孩童肾脏病患者，吕仁和教授在羌活、益智仁用量上并不特意减量，认为剂量需按照成人量使用，才能有效地保护垂体—肾上腺系统及神经系统。吕仁和教授认为孩童的垂体—肾上腺系统及神经系统尚未发育完全，类固醇类药物对于孩童的损害较重，必须遵守"早使用、早预防、早保护"的原则。在诊治肾病患儿时，吕仁和教授常常询问其学业情况和成绩表现，非常关注患病儿童的身体发育，尤其是智力发育，并积极使用羌活和益智仁。对于未使用激素治疗的孩童，吕仁和教授同样强调羌活、益智仁的配合应用。

二、病案举例

病案 1

患者，女，32 岁，2011 年 8 月 1 日初诊。患者于 1 月前因腹痛于医院查尿液常规发现尿潜血阳性(+++)、尿蛋白(+++)，24小时尿蛋白定量5.13g/24h，于当地医院诊为肾病综合征，并住院治疗。肾穿刺检查显示：增生硬化性肾小球肾病、IgA肾病Ⅳ级。刻下症：腰痛，乏力易疲劳，双下肢轻度浮肿，头晕，纳可，眠差，难以入睡，大便偏干，夜尿2次，色偏黄。舌红略暗、舌尖红、苔薄腻，脉沉滑弱。

中医诊断：肾风病。

证型：气虚血瘀，血脉不通。

治法：益气活血，利水消肿。

处方：生黄芪30g，当归10g，猪苓30g，车前子30g（包煎），丹参30g，牡丹皮20g，赤芍20g，川芎10g。7剂，水煎服，每天2次，早晚分服。

2011年12月25日复诊：患者诸症明显缓解，处方调整为羌活30g，益智仁10g，太子参30g，猪苓30g，茯苓30g，泽兰30g，丹参30g，山茱萸10g，生黄芪30g，当归10g，甘草10g。服法同前。此后均在上方基础上加减，患者无明显不适，尿蛋白持续转阴，24小时尿蛋白定量在1g左右，至2012年10月26日激素减至隔日6片。

按：吕仁和教授认为本病的病机为气虚血瘀，肾络中"微型癥瘕"的形成造成肾脏的损伤是本病的发病基础；同时"邪之所凑，其气必虚"，按照吕仁和教授的分期原则，患者属于虚损期。根据患者初诊时的表现，辨证为气虚血瘀，血脉不通证，治疗上予当归补血汤加"三丹"（丹参、牡丹皮、赤芍）益气活血治本。因患者水肿等标实证表现突出，故加猪苓、车前子等利水消肿治标。经过治疗后，患者标实证减轻，病情基本稳定，故在益气活血治本的基础上，加入羌活、益智仁保护垂体—肾上腺系统及神经系统，减少疾病反复的概率，使病情平稳，病人后续的情况也验证了此点。

病案 2

患者，女，6岁，2013年1月29日初诊。患者于1年前因发热伴咳嗽就诊于青岛某医院，予"阿奇霉素"静脉滴注3天，后症状缓解出院。1周后出现腹胀、双下肢水肿就诊于某医院，诊为"肾病综合征"，予泼尼松5片/d口服，无明显缓解。遂至另一医院住院，先后予"甲基泼尼松龙冲击；他克莫司、泼尼松口服"治疗，水肿渐缓解，但理化检查指标未达标，住院期间多次复查尿液常规显示：尿蛋白(+ ~ +++)，尿潜血(++ ~ +++)，24小时尿蛋白定量：1.13 ~ 2.15g。4个月前肾穿刺病理示：轻度系膜增生性肾小球肾炎，伴肾小管间质损伤。肾穿后口服泼尼松30mg/d，行环磷酰胺冲击治疗，疗效不佳。现为求进一步治疗，求诊。刻下症：乏力，抵抗力差，易感冒，眼睑及双下肢轻度水肿，余无不适。纳、眠可，二便调，舌尖红、苔根白腻，脉滑数。

中医诊断：肾水病。

证型：气虚血瘀，外感风热。

治法：益气活血，清热达表。

处方：生黄芪30g，当归10g，羌活15g，益智仁10g，丹参20g，牡丹皮10g，赤芍10g，猪苓30g，茯苓30g，板蓝根15g，蝉蜕10g，僵蚕6g，甘草6g。7剂，每天2次，早晚分服。

调护：早餐少而精，牛奶1袋；少食多餐；活动量力而行，以不感疲乏为度。

复诊时患者自觉乏力明显好转、抵抗力有所提高，偶见眼睑浮肿，无双下肢水肿，晨尿色深有泡沫，偶尿频，余无不适。纳寐可，大便畅。舌尖稍红、苔白微腻，脉滑略数。尿蛋白(家中自测)：晨起(+)，午后(- ~ ±)。调整处方：羌活20g，益智仁10g，白果10g，桃仁10g，红花10g，泽兰10g，水红花子10g，丹参20g，猪苓20g，茯苓20g，僵蚕10g，蝉蜕10g，灵芝20g，红景天10g。服法同前。此后均以此方加减，患者无不适，尿常规持续阴性，24 小时尿蛋白定量均在正常范围内，2013 年 8 月 20 日后停药停激素，随访至今，未再复发。

按：该患者肾病综合征的病理类型为轻度系膜增生伴肾小管间质损伤，在其病程中，以气虚血瘀为本，又出现外感热邪的标实证候，故处方以当归补血汤加"三丹"（丹参、牡丹皮、赤芍）益气活血，同时以板蓝根、蝉蜕、僵蚕清解上焦热邪。肾主水，肾络受损，影响肾之功能，利水不畅而见水肿，故以猪苓、茯苓等利水消肿。患者为 6 岁孩童，初诊时吕仁和教授即使用羌活、益智仁保护垂体——肾上腺系统及神经系统，体现了"早使用，早预防，早保护"的治疗原则；因患者外感热邪，羌活虽为风药，有解表之功，但其性辛温，故减量使用，并佐以寒凉之剂制其温燥之性。复诊时邪热大减，故调整羌活量至 20g，与前案相比，并未因患者是孩童而减量，体现了吕仁和教授认为羌活需大剂量使用才能起到调节和保护垂体——肾上腺系统的作用的经验认识。此后长期使用羌活、益智仁至停药，患者病情持续稳定，未出现反复，再次验证了吕仁和教授的用药经验之准确。

三、经验总结

由前文可以清楚地感受到吕仁和教授衷中参西，"洋为中用，重点在用"的治学思想，一切以患者的健康和幸福为中心，不拘泥于传统的中医理论，也不偏颇于现代医学的用药思路，积极吸纳和运用现代药物学的研究和知识，并严格遵循中医临床辨证思维去拓展运用，将中西医治疗思维结合起来，从而发现新的治疗方案，帮助患者减少病痛，这一点对于现代中医学的发展具有一定的启示作用。

第五节

应用猪苓分期论治

慢性肾脏病经验

吕仁和教授在应用中医药诊治糖尿病及肾脏病方面具有很高的学术造诣，处方用药精炼，疗效卓著。近年来慢性肾脏病发病率逐渐升高，并趋于年轻化，病程长，迁延难愈，严重影响患者生命质量。我们通过跟诊、阅读医案，结合吕仁和教授医案数据库对吕仁和教授处方的统计分析，发现猪苓是吕仁和教授高频率使用的药物之一，并且与茯苓配伍使用规律与现代医家的一般习惯有所差异。我们根据慢性肾脏病的不同分期来论述吕仁和教授运用猪苓的经验。

一、猪苓简介

1. 历史源流

　　猪苓，又名豨苓、地乌桃、野猪食、猪屎苓等，始载于《神农本草经》，位列中品，曰其："味甘，平。主痎疟，解毒蛊疰不祥，利水道。久服轻身，耐老。"《药性论》云："解伤寒温疫大热，发汗，主肿胀满腹急痛。"《本草纲目》曰其："开腠理，治淋肿脚气，白浊带下，妊娠子淋胎肿，小便不利。"《中华人民共和国药典》载其："甘、淡、平。归肾、膀胱经。功能利水渗湿。用于小便不利，水肿，泄泻，淋浊，带下。"故猪苓在古代各家看来主要有利水、解毒、发汗解表等功效，而在现代，各医家大多取其利水之功。姜开运等通过对古代本草与《中华人民共和国药典》的比较分析，也发现对于猪苓利水渗湿治疗水肿的功用，古今认识较为一致；但在补虚强壮、清热解毒、利湿退黄等方面，古今存在较大差异。

2. 现代药理研究

现代药理学研究为猪苓的临床功效提供了依据，并扩大了其临床应用范围。猪苓的主要化学成分为多糖类和甾体类，从猪苓乙醇提取物中分离得到的麦角甾醇、麦角酰胺和甘露聚糖均有较强的利尿活性。猪苓的利尿作用可能是由于抑制了肾小管对水和电解质的重吸收而产生。而猪苓中的麦角甾酮能明显促进动物肾脏排出 K^+、Na^+、Cl^-，猪苓乙酸乙酯浸膏还能抑制尿钙离子排泄，抑制尿草酸钙结晶的生长与聚集，二者都能显著降低血清尿素氮和肌酐水平，对肾脏具有良好的保护作用，因此可用于防治泌尿系结石和肾功能衰竭。猪苓多糖则具有增强机体免疫力、抗肿瘤、保肝、抗辐射等作用；另有研究表明猪苓提取物对大肠杆菌、金黄色葡萄球菌具有抑菌作用，因此，猪苓在肾脏疾病的治疗中具有重要意义。

二、临床擅用猪苓

《本草纲目》称猪苓"开腠理，利小便，与茯苓同功。但入补药不如茯苓也"。茯苓与猪苓的作用相似，均为利水渗湿药。《神农本草经》载茯苓："味甘、平，主胸胁逆气，忧恚惊邪恐悸，心下结痛，寒热烦满咳逆，口焦舌干，利小便。久服安魂、养神、不饥、延年。"茯苓有利水渗湿、健脾及宁心安神的功效，其药性平和，利水而不伤正气，是治疗脾虚诸证所常用；而猪苓功专利水，利水作用强于茯苓，宜于实证。现代药理研究表明，茯苓也具有抗炎、保肝、增强免疫、抗肿瘤等作用。高雅等通过数据挖掘研究发现，自汉代以来13位著名医家治疗水肿最常用的单药中，茯苓位列第1位，占45.93%，猪苓仅排第7位，占20.10%。由此可见，相较于猪苓，茯苓的临床应用似乎更加广泛。

与一般医家不同，吕仁和教授临床更加喜用且擅用猪苓。运用北京中医药大学信息研究室研制的"中医医案数据库系统"检索吕仁和教授 2005 年 1 月至 2017 年 6 月的全部医案，分析发现：在包括糖尿病、慢性肾脏病、肾病综合征以及慢性肾功能衰竭 4 个病种的共计 1018 条医案中，猪苓是使用频次最高的一味中药，达 683 条，而茯苓使用频次为 343 条，仅约为猪苓的一半，且猪苓、茯苓同用的次数是 333 条；再以"肾水"为关键词检索吕仁和教授医案，发现猪苓的使用频次为 348 条，茯苓的使用频次为 173 条，而猪苓、茯苓同用的频次为 172 条。由此看出，吕仁和教授临床擅用猪苓，明显不同于其他医家，在治疗慢性肾炎、肾病综合征等慢性肾脏病时，常常使用猪苓，而应用茯苓时则一般多是和猪苓共同出现，相须使用。与茯苓比较，猪苓淡渗利水能力更胜，更加符合肾脏病瘀热内阻的病机，能使水湿浊毒从小便排出，减少病理产物对肾脏的病理性损害，改善肾功能。此外，吕仁和教授认为慢性肾脏病主要是以肾元亏损为基本病机的本虚标实证，因此十分注重机体正气的培补，擅于从"虚"论治慢性肾脏病，而吕仁和教授又重视现代药理为中医所用，因此对于乏力明显、精神不佳的患者，多应用猪苓来提高免疫力、补益正气。对于慢性肾脏病，猪苓可以说是一药多用，也是吕仁和教授"对病论治"思想的体现。而茯苓有健脾功效，因此当患者水湿或者水肿症状较为严重时，或脾虚湿困之水肿明显时，吕仁和教授亦用茯苓配伍猪苓，以增强健脾利水渗湿功效。因此，猪苓是吕仁和教授最常应用的中药，体现了吕仁和教授独具特色的肾脏病中医诊疗思路。

吕仁和教授在"整体观念"和"辨证论治"总体思想指导下，创立出对病论治、对病辨证论治、对病分期辨证论治、对症状论治、对症辨证论治、对症辨病与辨证论治于一体的"六对论治"思路与方法。其中，对病分期辨证论治是吕仁和教授临床最为重视的辨证思路，是六对论治方案的核心，分期一般多以现代理化检查指标为依据，用以明确疾病发展过程的某一阶段，多用于慢性、复杂性疾病的诊治，这种方法对复杂疾病的各阶段主要矛盾及病情变化有更为准确的认识与把握，更接近疾病的客观规律。

三、应用猪苓分期治疗慢性肾脏病经验

慢性肾脏病起病缓慢，病程长，在中医证候上往往表现为寒热错杂、正虚邪实并见，吕仁和教授根据中医论治慢性病"虚、损、劳、衰"的发生发展规律，将慢性肾脏病分为早期（虚损期）、中期（虚劳期）、晚期（虚衰期）论治。在祛邪消解的同时，重视扶正补虚，贯穿吕仁和教授治疗慢性肾脏病的全过程。此外，吕仁和教授临床遵师训"古为今用，重在能用；洋为中用，力求好用"，倡导中西合参，借用现代医学的思维和手段，使疗效最大化。而猪苓的运用充分体现了吕仁和教授治标重本、西学中用的临床思维。

1. 早期（虚损期）

此期相当于西医学慢性肾脏病 (CKD)1 ~ 2 期，肾功能尚正常，血肌酐 < 177μmol/L。此期的病因病机主要为肾气亏虚，风邪热毒伤肾，肾中血脉涩滞，与热互结形成微型癥瘕。因疾病初起故肾气亏虚较轻，治疗以散风清热为基本治法，以解除病因、祛邪治标为主。根据具体辨证，又有解毒活血、疏利肝胆、化湿活血、行气活血、清热解毒、消食和中五法。临床上吕仁和教授常用荆芥炭、防风、金银花、连翘散风清热，牡丹皮、赤芍、丹参、川芎凉血活血，生薏苡仁、车前子、炒苍术、白术、黄柏、牛膝利湿清热，茵陈、银柴胡、枳实、枳壳、香附、乌药疏利肝胆气机。此期病机多为风热之毒内合微型癥瘕之瘀毒，或兼有湿浊邪毒，因此对于慢性肾脏病早期湿浊内停者，吕仁和教授常用猪苓 30g 淡渗利水泄浊，不仅取猪苓"利水道"之功，通过利尿减轻水肿、水湿之邪，尚寓"解毒"之意，解水毒从小便而去，促进肾脏清除代谢废物，二者均是祛除有形实邪的治标之法。此外，根据《本草音义》记载，猪苓又能"解伤寒瘟疫大热，发汗"，《本草新编》说"猪

苓导水，使火邪从小便而出，是引火邪之下出也，然仲景张公往往用猪苓汤以散邪，何也？盖猪苓之性，不特下走于阴窍，而且兼走于皮毛之窍……猪苓不特引水下泄，而亦能引火外泻也。"故对兼有风热外感的早期慢性肾脏病患者亦甚为贴合。而且根据现代药理，猪苓具有增强免疫力的作用，也有助于改善肾病患者体质偏弱容易感冒的症状，防止外感频发。

2. 中期（虚劳期）

此期相当于 CKD 3 ~ 4 期，即肾功能失代偿期与肾功能衰竭期，血肌酐为 177 ~ 707μmol/L。在病机上此期肾气亏虚逐渐加重，而气滞、瘀血、湿毒等病理产物依然存在，痰瘀胶结、肾络瘀滞更甚，水湿停聚也加重，微型癥瘕转变为小中型癥瘕，正虚邪实均较为明显，治疗清除病因和有形实邪与修复劳损、补益正气并重，目的在于减轻肾脏的损害，延缓病情发展。具体治法以通经活络、缓消癥瘕与调补肾元贯穿始终，或行气活血化瘀，或健脾利湿，或疏肝滋肾。利水渗湿，吕仁和教授常用猪苓与茯苓、生薏苡仁等相伍；或以炒枳壳、炒枳实、香附、乌药理气滞；或以黄芪、当归益气血；血尿多者，加女贞子、墨旱莲。

此期吕仁和教授应用猪苓与早期相同之处在于利水渗湿，消除水肿，针对水湿浊毒内蕴的标实之机，而此期由于肾气亏虚加重，虚象显露较前明显，吕仁和教授还"西为中用"，取其增强免疫、保护肾脏、防治肾衰竭的药理作用，用来扶助正气，从本论治，患者有乏力、精神差等正气亏虚的表现时使用猪苓尤为常见。吕仁和教授以一药而兼顾标本，用药不可谓不精。瘀久化热，此期郁热较前为甚，猪苓虽性味平，但能"解伤寒温疫大热"，渗利之力强，能更好地分消结聚的水湿郁热，《伤寒论》中的猪苓汤即为治疗水热互结证的代表方剂。血不利则为水，因此猪苓常与桃仁、红花、水红花子等配伍化瘀消癥以助水行；肾元不固，精微下泄，尿蛋白多者，常用金樱子、芡实米，与猪苓相合，一敛一通，泄浊而固肾；肾虚甚，患者常出现腰酸腰痛等症状，以猪苓保肾强身的同时，加用经验药串狗脊、川续断、牛膝、杜仲等补肾强腰。

3. 晚期（虚衰期）

相当于 CKD 5 期，即尿毒症期，血肌酐 > 707 μmol/L。慢性肾病晚期时，肾元衰败，体内的水湿、郁热、瘀血等浊毒更甚，且积留深久而不去，乃至形成大型癥瘕，肾脏功能受到严重损害，全身其他脏腑功能亦受到损伤。治疗上以调补肾与气血阴阳为大法，配合活血、利水、和降浊毒等，兼治受损之脏，扶正攻邪，改善生命质量。处方多以当归补血汤为基本方，用陈皮、半夏、熟大黄、葶苈子、茯苓等和降浊毒，用黄芪、太子参、当归等调补气血，活血行气等用药与前 2 期类似。

此期患者正气大减，免疫低下，吕仁和教授在此期应用猪苓仍着重考虑其增强免疫之功；此外，尿毒症期湿浊弥漫，三焦气化不利，水肿更重，而前面提到猪苓"引水下泄"，并能走皮毛之窍，兼具"开鬼门"与"洁净府"的作用，故能表里同驱，消除水肿，导湿浊瘀毒从小便而出，降低血肌酐及尿素氮，从而保护肾脏，防止进一步衰竭，常配伍茯苓以加强利水功效；对于出现胸闷、咳喘等肺肾两衰表现者，吕仁和教授习用桑白皮、葶苈子等泻肺逐水，与猪苓开毛窍有相似用意。综上所述，此期吕仁和教授同样是从标本两处着眼使用猪苓。临床上常以白花蛇舌草与猪苓相配伍，共同起到调节免疫，增强体质的作用，同时又能利湿解毒清热。

四、病案举例

某男，35 岁，2014 年 12 月 19 日初诊。患者主因"发现血肌酐升高 9 个月"来诊。患者 2014 年 3 月体检时发现血肌酐升高，尿蛋白、尿潜血阳性，当时血肌酐 420 μmol/L，遂就诊于某医院，诊断为"慢性肾功能衰竭"，口服中成药百令胶囊、尿毒清等治疗，血肌酐波动在470μmol/L左右，尿蛋白（＋）。2014年12月复查肾功示：血肌酐637.1μmol/L，尿素氮11.33mmol/L，尿酸490.46μmol/L。尿常规：尿蛋白（＋＋＋），潜血(－)。刻下症：乏力，倦怠，双下肢水肿，眠差梦多，腰痛腿沉，纳可，恶心，反酸，尿液有泡沫，夜尿3次，大便成形、每日1～2次，舌淡、胖大、边齿痕、苔白腻，脉沉。既往高血压病史8年，右肾结石病史4年，脂肪肝病史6月。诊断：慢性肾功能不全，肾性贫血，高尿酸血症，高血压，右肾结石，脂肪肝。处方：生黄芪60g，红景天20g，灵芝30g，当归10g，丹参30g，牡丹皮30g，赤芍30g，猪苓30g，水红花子10g，茵陈30g，炒山栀10g，鳖甲30g，土鳖虫10g，鸡内金15g。每日1剂，共14剂，水煎早晚分服。

二至四诊时患者症状逐步缓解，血肌酐由564.9μmol/L降至458.3μmol/L，在初诊方基础上加威灵仙20g，川牛膝30g，海金沙20g，续服。

2015年3月3日五诊：患者诉乏力、腰痛等诸症均减轻，已无双下肢水肿，大便通畅、每日2～3次，小便泡沫多。舌淡、苔白腻，脉沉滑。辅助检查：尿素氮9.54mmol/L、血肌酐397.7μmol/L、尿酸506.87μmol/L。中药处方予四诊方加土茯苓30g，太子参30g。共14剂，服法同前。

按：该患者初诊时属于慢性肾脏病分期的中期（虚劳期），患者为中年男性，但正虚邪实均较突出，乏力倦怠、腰酸为虚象，水肿、反酸、胖大齿痕舌及白腻苔均为有形病理产物停滞于内的实证。治疗上祛邪扶正标本兼顾。吕仁和教授用大量黄芪配伍当归合成当归补血汤益气补血，灵芝和红景天对药调和阴阳，益气养血，改善心肺功能，增强免疫力，四药为病体补养充足正气以助祛邪；此外，患者水肿明显，结合舌脉，考虑存在水湿困阻脾肾，用猪苓利水渗湿，而因患者正气不足亦较明显，肌酐已接近CKD 3期临界值，故用猪苓提高免疫，帮助降低肌酐水平，保护肾脏。此外，基于"微型癥瘕"理论，吕仁和教授用"三丹"即牡丹皮、丹参、赤芍清热活血化瘀，以鳖甲、土鳖虫通肾络、散结消癥，以水红花子活血方能解毒利湿；瘀久必有化热，故以茵陈、炒山栀清热解毒利湿。患者素有结石病史，予以鸡内金化坚消石。二至四诊患者肌酐水平逐渐降低，至五诊，肌酐已降近200μmol/L，水肿消失，余症大减。但血尿酸未见降低，故加威灵仙、海金沙、土茯苓祛风湿、利湿通淋解毒，现代药理研究表明三药均有降尿酸的作用。

第六节

四逆散在慢性肾炎中

的应用体会

　　四逆散一方，出自《伤寒论·辨少阴病脉证并治》，原文曰："少阴病，四逆，其人或咳，或悸，或小便不利，或腹中痛，或泄利下重者，四逆散主之。"历代诸家多用四逆散疏肝解郁，治疗肝胆系统或妇科疾病，少有人应用于肾脏疾病。吕仁和教授在长期临床治疗中，根据辨证将四逆散用于慢性肾炎的治疗，以疏调气机，化解中焦瘀滞，疏利三焦水道通畅，常获得良好效果。四逆散由柴胡、白芍、枳实、炙甘草组成，方中柴胡主升散疏泄而入肝胆，能疏肝解郁、畅通气血、透表泄热；白芍能降肝逆、敛肝阴、补肝血、清肝热、泻肝火；枳实破气除痞，散结消积；甘草清热解毒，缓急润肺，调和药性。从药物归经来看，柴胡归肝、胆，白芍归肝、脾，枳实归脾、胃、大肠，甘草归心、肺、脾、胃。可知，《伤寒论》之四逆散，意在疏肝理脾，调畅气机，透解郁热，并非专用于疏肝解郁。张仲景将四逆散方归入"辨少阴脉证并治"篇，可见其用意之深。

　　慢性肾炎是以血尿、蛋白尿、水肿、高血压为主要表现的一类临床综合征，临床起病缓慢，大多数隐匿起病，症状可轻可重，病程在3个月以上。随着病情进展，可出现贫血、电解质紊乱、肾功能衰竭等。因病程长，患者多情绪焦虑，病久常见脘腹胀满、性情急躁、心烦易怒、纳食不香、大便不畅等肝郁脾虚、中焦阻滞等表现。肝郁则气机不畅，脾虚则不能运化，中焦瘀滞则水道不行，不仅加重原有疾病，还会对药物的吸收造成影响，故而调畅气机，化解中焦瘀滞，疏通水道，将慢性肾炎阻断在疾病初期，或延缓其进展尤为重要。

吕仁和教授临床以伤寒四逆散为基础方，加赤芍清热凉血散瘀、枳壳配枳实相须为用，直通上下，双调气血，宣畅气机，行气消胀。与伤寒四逆散原方相合，加强原方调畅气机、化解瘀滞、清解郁热之功。本节举两个病例说明其具体应用方法。

1. 隐匿性肾炎

马某，男，28岁，长春市人。2008年4月29日初诊，主诉：尿中潜血3年。2005年体检时发现尿中潜血（BLD）（+++），患者无不适感。后多次复查尿潜血波动在（+++ ~ ++++）之间，先后于多家医院就诊，曾服肾炎康复片、科素亚、百令胶囊等，效果不佳，红细胞相位差回报：90%形态异常。就诊时，症见面色稍暗，心烦急躁，偶有疲乏感，劳累后双下肢轻度水肿，余无明显不适，纳眠可，二便调，舌暗红、胖、边有齿痕、苔黄厚腻，脉滑数。查：BLD（+++），镜检满视野。辨证为风毒伤肾、湿阻中焦、气机不畅。治法：祛风解毒，调畅气机，活血利水。处方：炒苍术、炒白术各6g，黄柏10g，薏苡仁30g，牛膝20g，柴胡10g，赤芍、白芍各10g，枳壳6g，生甘草10g，猪苓30g，白花蛇舌草30g，泽兰20g，丹参30g。水煎服，每日1剂。服14剂后二诊：诉服药后疲乏感明显减轻，双下肢水肿未再出现，仍有心烦急躁，余无明显不适，纳眠佳，二便调，舌暗红胖、苔薄黄腻，脉弦滑。BLD（++），镜检：25～30/HP。治疗宗4月29日方去泽兰，加香附10g，乌药10g，水煎服，每日1剂。服30剂后三诊：诉坚持服用上方，自觉状态良好，未诉明显不适。舌暗红、苔薄黄，脉滑数。查：BLD（+），镜检：5～8/HP。处方宗4月29日方去泽兰，加竹叶10g，水煎服，每日1剂日，30剂。后电话随访，间断服用中药，尿常规基本正常，病情平稳。

按：隐匿性肾炎多无明显症状，常于尿检时发现异常而就诊。中医认为其证为本虚标实，多以气虚或肾虚为本，吕仁和教授认为标在于风邪袭肾，损伤肾络，治疗上在补虚基础上加用活血祛风药。本例患者除风毒伤肾外，尚见湿邪阻滞中焦，故处方用药在祛风解毒、活血利水的同时，还需疏调气机，解除中焦瘀滞。

2.IgA 肾病

李某，男，39岁，北京人。2009年4月10日初诊，主诉：尿中出现潜血、蛋白12年。1997年因劳累后出现双下肢水肿，至某中医院就诊，查尿常规：BLD（+++），尿蛋白（PRO）（+++），血常规、肝肾功能正常。患者多处服药未见好转，2008年1月行肾穿刺病理活检示：轻度系膜增生性IgA肾病。就诊时，症见面色暗淡，疲乏无力，腰腿酸痛，口干咽痛，心烦易怒，脘腹胀满，纳食差，时有恶心或呕吐，双下肢中度凹性水肿，平素怕冷，容易感冒，睡眠尚可，大便三日一行，质干，小便量少，泡沫多，夜尿3～4次。舌暗红、苔黄腻，脉沉弦细。查：尿常规：BLD（+++），PRO（+++）；血常规：红细胞（RBC）3.42×10^{12}/L，血色素（HGB）：91g/L；肝肾功能正常。辨证属于气血亏虚，中焦阻滞，风毒伤肾，经脉不畅。治以益气补血、调畅气机、祛风解毒、活血通络。处方：生黄芪30g，当归10g，醋柴胡10g，赤芍、白芍各

15g，枳壳实各10g，生甘草10g，苏梗10g，香橼10g，佛手10g，丹参30g，香附10g，乌药10g，猪苓20g，旋覆花10g（包），代赭石10g（先下），熟大黄15g，车前子30g（包）。14剂，水煎服，每日1剂；泼尼松仍按原量服用。二诊：诉自觉全身较前轻松，疲乏无力减轻，大便每日1～2次、不干，腹满减轻，纳食转佳，恶心呕吐基本消失，下肢水肿减轻，时有头晕头胀，舌暗红、苔薄黄，脉沉弦。复查BLD(++)，PRO（++），RBC：3.58×10^{12}/L，HGB：94g/L。处方：宗4月10日方去旋覆花、代赭石、车前子，加天麻10g，川芎15g。14剂，水煎服，每日1剂。在监测尿蛋白无明显增加情况下逐渐减少泼尼松用量。三诊：诉脘腹胀满消失，纳食佳，大便通畅，双下肢轻度水肿，偶有腰背疼痛，舌暗红、苔薄黄，脉沉细。复查尿常规：BLD（++），PRO（+），RBC 3.82×10^{12}/L，HGB102g/L。患者中焦瘀滞情况好转，处方转为以调补肝肾、益气养血、活血通络为主。处方：狗脊10g，续断10g，牛膝30g，丹参30g，天麻10g，红花10g，水红花子10g，桃仁10g，川芎15g，猪苓30g，泽兰30g，香附10g，乌药10g。14剂，水煎服，每日1剂。随访5月余：仍坚持服用中药，泼尼松已减至20mg，隔日一次口服，尿蛋白转阴，诸症平稳，整体情况良好。

按：IgA肾病属于免疫复合物肾炎，属于中医"肾风"范畴，治疗上不能单纯补虚，常需针对病机属于风热、热毒、气滞还是风湿选择用药。本患者就诊时在气血亏虚基础上兼见气机瘀滞，故前期治疗以益气补血、调畅气机为主。待中焦阻滞缓解、三焦水道通畅则将治疗重点转为调补肝肾、益气养血。根据病机逐步治疗，故而效果较佳。

《素问·灵兰秘典论》曰："三焦者，决渎之官，水道出焉。"三焦是人体水液运行的通道，若肝郁脾虚，气机瘀滞，则中焦水道运行不畅，上不能濡养心肺，下不能滋涵肾水，久之三焦水液运化失司，发为诸病。故中焦在水液运行中起着重要作用。吕仁和教授在治疗慢性肾炎时，对有肝郁脾虚、气机阻滞表现的患者加四逆散，以化解中焦瘀滞，调畅气机，故获良效。推而广之，凡辨证属肝郁脾虚、中焦气机阻滞的疾病，均可于处方中加用四逆散，以疏肝解郁，调畅气机，疏通中焦水道，使上下得通，水液健运，诸症自除。

第七节

吕仁和教授用药
经验举隅

北京中医药大学东直门医院吕仁和教授师承名老中医施今墨、祝谌予诸名家，长期从事糖尿病、肾脏病临床工作，在应用"药对""药串"治疗多种疑难病方面，积累了丰富经验。

"药串"是指相对固定的3味或3味以上的药物组合，作为中药配伍的独立单元，是针对一定病证，从历代医家用药经验中提炼出来行之有效的、符合一定的理论依据和法度的固定配伍。其构成与配伍，以中药药性理论，即四气五味、升降浮沉、归经、有毒无毒等为基础，并表现为相须、相使、气血、寒热、辛甘、酸甘、动静、刚柔、润燥、补泻、引经等多种配伍形式。"药串"配伍，较之应用单味中药，可以更好地发挥药物之间协同、调节、相辅、相制，并有改变单味药功能、扩大疗效和引药归经等特殊作用。

1.金银花、连翘、黄芩

吕仁和教授临床常用其治疗急性肾炎及慢性肾炎、肾病综合征等多种慢性肾脏疾病，因外感风热之邪诱发的急性发作者。急性肾炎常常发生于急性扁桃体炎等呼吸道感染之后的2～3周，而慢性肾脏病也有因外感风热邪毒诱发的急性发作者，因此，祛邪解毒法不容忽视。金银花、连翘是银翘散之核心配伍，气味辛凉，轻清灵动，功擅清热解毒；黄芩苦寒走上焦，长于清肺热，配合金银花、连翘，既可清解外来之风热邪毒，又可清泻在里之肺热。所以该药串尤其适合于急性肾炎外感风热、热毒留恋不去、内陷入营者，以及慢性肾脏病素有肺热或因外感风热诱发的病情加重者。临床上常配伍当归、川芎、牡丹皮、丹参、茵陈、猪苓、石韦、白花蛇舌草等加强清解之力。若恶风、发热表证突出者，可以配合蝉蜕、防风疏风散邪。如热毒壅盛，咽痛红肿，口干口渴，舌红、苔黄者，可加玄参、桔梗、板蓝根、鱼腥草、锦灯笼，以加重清热解毒之力。

梁某某，男，21 岁，2003 年 1 月 20 日初诊。主因腰酸疲乏半年来诊。曾在某医院诊断为隐匿性肾炎，给予中成药治疗，疗效不明显，遂求诊于吕仁和教授。刻下诊：腰酸痛，劳累后尤甚，食少，时有咽痛，睡眠、二便尚可，咽红，舌质暗、舌尖略红、苔薄黄略腻，脉细弦。化验：尿蛋白（++）。辨证为热毒留恋，脾肾不足，湿热瘀滞。治以健脾补肾，清热解毒，利湿化瘀。处方：生黄芪 15g，当归 12g，枸杞子 10g，菟丝子 20g，续断 10g，桑寄生 10g，牛膝 10g，甘草 6g，芡实 10g，金樱子 10g，板蓝根 15g，金银花 20g，黄芩 10g，连翘 20g，土牛膝 30g，白花蛇舌草 30g，猪苓 30g，茵陈 30g。2 月 19 日复诊，疲乏症状好转，腰痛减，复查尿蛋白（+）。原方加减出入，4 月 15 日复查尿蛋白转阴，病情平稳。

2. 荆芥、防风、栀子、蝉蜕

吕仁和教授临床常用其治疗隐匿性肾炎、慢性肾炎、肾病综合征、慢性肾功能衰竭等多种慢性肾脏疾病，因外感诱发的急性发作者。吕仁和教授认为，慢性肾脏病发病多因于风，故而《内经》中有"肾风"之名。其中风又有外风、内风之分，外风常常可以惹动内风，内热又往往招来外风。所以，从风论治，不但要疏外风，还要治内风，不仅散外邪，还要清内热。荆芥、防风为荆防败毒散之核心配伍；栀子可以解郁清热除烦、清利三焦之邪热；蝉蜕既可散外风，又可祛内风，四药相合，外散风邪，内清郁热，内外风并治。特别对于辨证属于外感风寒，内有郁热，或外感风寒、入里化热者尤为适合。风寒在表，头身疼痛、鼻塞、流清涕者，加羌活、白芷、辛夷等；热毒壅郁、咽痛红肿者，加连翘、鱼腥草、板蓝根、锦灯笼等。而对于慢性肾功能不全外感诱发的加重者，可酌加紫苏叶、紫苏梗、香附、陈皮、半夏、大黄等，和胃泄浊解毒；其肾元虚损，气血受伤，心神不宁，心悸失眠者，还可配合冬虫夏草、藏红花、珍珠粉、羚羊粉药串，补虚损，通血脉，安神定悸。

姜某，女，26岁，2004年9月3日初诊。主因双下肢重度水肿2年来诊。患者2年前感冒发热后出现双下肢重度水肿，到当地医院查尿蛋白(++++)，潜血(++)，白蛋白低(具体数值不详)，诊断为肾病综合征，服用激素治疗。现激素已减量，尿中反复出现蛋白，转求中医治疗。查舌质红、苔黄腻，脉弦数。化验尿常规：蛋白(++)，潜血(++)。外感邪毒内陷伤肾，肾之精气亏虚，骨髓不充，腰脊失养，故见腰部酸软，全身乏力。日久可致肾体受损，肾用失司，肾气虚，肾精不固，则精微下流，故可见蛋白尿，气化不行，水湿内停，故水肿。治拟益气活血，疏风祛邪解毒。处方：荆芥10g，防风10g，炒栀子10g，蝉蜕10g，连翘30g，猪苓30g，当归10g，生黄芪30g，白花蛇舌草30g，赤芍30g，白芍30g，枳壳10g，玄参30g，丹参30g，鱼腥草30g。每日1剂，水煎服。10月15日复诊，水肿症状明显减轻，咽干咽痛好转，舌淡红、苔薄黄，脉弦数，化验尿常规：蛋白(+)，潜血(±)。以原方出入，长期坚持服用，病情逐渐趋于稳定，尿检转阴。

3. 狗脊、续断、杜仲、木瓜

吕仁和教授临床常用其治疗糖尿病周围神经病变、糖尿病并发骨质疏松症、老年退行性病变骨关节炎及多种肾脏病所致的腰腿疼痛、伸屈不利、筋骨酸痛等。吕仁和教授认为，冲、任、督、带四脉皆循行于腰间，狗脊、木瓜药对配合杜仲、续断等可以固冲任，通督脉，摄带脉，所以治疗肝肾亏虚，冲、任、督、带经脉失养所致的各种腰腿痛均为适用。糖尿病周围神经病变肢体麻木疼痛、腰腿酸软无力甚至肌肉萎缩者，多为糖尿病久病入络病变，常用本药串配伍全蝎、土鳖虫、蜈蚣等活血通络之品。糖尿病合并骨质疏松腰腿酸痛、筋骨无力，则肝肾亏虚、筋骨失养病机突出，常选用本药串配伍桑寄生、牛膝、龙骨、牡蛎、赤芍、白芍等，以滋补肝肾、强筋壮骨。若糖尿病周围神经病变，或糖尿病合并骨质疏松、腰腿酸软、筋骨酸痛、肢体麻木冷凉疼痛、下肢乏力，甚至步履艰难，或兼见阳痿、性欲减退等，更可加用刺猬皮、蜈蚣、土鳖虫药串，通络兴阳。而对于慢性肾脏病患者临床表现为肾虚腰腿痛、或有腰膝酸软、筋骨酸痛症状者，也常用此药串，配合益气养血、活血化瘀、清热解毒、利水渗湿等药，如黄芪、当归、川芎、丹参、牡丹皮、金银花、猪苓、白花蛇舌草等；肾功能不全者，还常常配合大黄、陈皮、半夏等和胃泄浊解毒。

　　吴某某，男，66 岁，2001 年 11 月 20 日初诊。主因腰酸疼痛，牵掣右下肢疼痛 1 个月余来诊。患者既往有冠心病急性心肌梗死病史，近期发现慢性肾功能不全，化验：血肌酐 176.2μmol/L，血红蛋白 118g/L，尿蛋白 (+)。血压正常。检查提示有腰椎管狭窄，并伴食欲不振，睡眠不佳，二便尚调，舌苔厚腻，脉细而略滑。中医诊断：腰痛，辨证属肝肾亏虚、筋骨失养。治拟补肝肾、强筋骨，芳香化湿、泄浊解毒。处方：狗脊 10g，续断 10g，杜仲 10g，牛膝 30g，木瓜 30g，泽泻、泽兰各 30g，茵陈 30g，焦三仙各 10g，砂仁 10g，熟大黄 10g，酒制大黄 10g(后下)。并嘱戒劳累，优质低蛋白饮食。2002 年 1 月 22 日复诊，服药后腰痛诸症减轻，大便每日 2 次，饮食睡眠情况良好，复查血肌酐 142.0μmol/L，舌苔腻，脉沉。改方当归补血汤、二陈汤方加减出入。7 月 14 日，复查血肌酐 114.0μmol/L，尿蛋白转阴。8 月 13 日，复查血红蛋白 122g/L，病情趋于稳定。

第八节

吕仁和教授治疗慢性肾脏病经验

　　早在20世纪90年代吕仁和教授就提出运用"六对论治"方法治疗慢性肾脏病。笔者谨对吕仁和教授"六对论治"中对病论治、对症论治、对症辨证论治、对症辨病与辨证论治相结合治疗慢性肾脏病的经验介绍如下。

一、对病论治

　　对病论治是较高层次的论治，主要是针对病因或病机治疗，适用于病因明确的疾病或起关键作用病机的治疗。张仲景《金匮要略·百合狐惑阴阳毒病脉证治》曰："狐惑之为病，状如伤寒，默默欲眠，目不得闭，卧起不安，蚀于喉为惑，蚀于阴为狐……甘草泻心汤主之。"所用甘草泻心汤治疗狐惑病即为对病论治。同篇提出百合地黄汤、百合知母汤、百合鸡子黄汤等系列方治疗百合病，可见百合用于治疗百合病亦为对病论治，可见古代医家就很重视对病论治。慢性肾脏病可由多种疾病引起，常见疾病有糖尿病、痛风等。吕仁和教授认为糖尿病肾病实际上是消渴病日久不愈，伤阴耗气，久病入络，痰热郁瘀互结于肾之络脉，形成"微型癥瘕"，使肾体受损、肾用虚衰的结果。肾元既虚，湿浊邪毒内生，更伤肾元，耗伤气血，败坏脏腑，阻滞气机升降，进而形成关格危候，所以临床治疗不仅应重视补肾，同时应重视化瘀散结，狗脊、续断、川牛膝、杜仲是吕仁和教授临床常用的药物组合，可以补肾通督，配合当归补血汤可以益气养血，配合大黄、土茯苓可以泄浊排毒，是典型的针对肾功能衰竭病机用药的对病论治思路。痛风肾病，主要为血尿酸浓度过高，尿酸析出结晶，沉积在肾脏，损伤肾功能所致。有学者认为黄柏、土茯苓、泽泻能降低高尿酸血症小鼠血尿酸水平，土茯苓尚有较强的抗炎及镇痛作用。因此，在辨证论治的基础上，结合现代药理，加用降低血尿酸的中药，即"对病论治"。气血两虚，瘀阻脉络，湿浊内停为慢性肾功能衰竭（以下简称"慢性肾衰"）的重要病机，故益气养血、活血化瘀、利湿泄浊为其重要治法，药物常用黄芪、当归、赤芍、牡丹皮、丹参、川芎、水红花子、猪苓、茯苓、大黄、炒枳实。黄芪、当归为当归补血汤，益气养血，以后天之气血充养先天之肾元；赤芍、牡丹皮、丹参、水红花子凉血活血，使血脉畅通，改善肾脏硬化；炒枳实、熟大黄通腑泄浊，给邪以出路；猪苓、茯苓利湿健脾以去湿浊。

二、对症论治

对症论治从广义上指针对某一症状采用中药内服或外洗、针灸、推拿等中医药疗法的一种论治方法，从狭义角度讲是指在对疾病主要病机拟定处方的同时，对与主证无关的个别症状，在不违背主要病机或主要治法前提下，采用1味中药或药对或药串进行治疗的一种方法。《伤寒论》有曰："伤寒脉浮，自汗出，小便数，心烦，微恶寒，脚挛急，反与桂枝，欲攻其表，此误也，得之便厥。咽中干，烦躁，吐逆者，作甘草干姜汤与之，以复其阳。若厥愈足温者，更作芍药甘草汤与之，其脚即伸。"以"芍药甘草汤"治疗"脚挛急"即为对症论治。吕仁和教授认为："慢性肾脏疾病和糖尿病的过程中，多种原因都可能导致督脉不足带脉不畅的病机变化。"腰酸痛是慢性肾衰常见表现，督脉不足为其重要病机，应用狗脊、续断、桑寄生可壮督益肾。另外，吕仁和教授认为此药串可滋补肝肾，强腰脊，壮筋骨，祛风湿痹痛；配牛膝补肾强筋骨，逐瘀通经，专治腰膝酸重疼痛，筋骨无力。吕仁和教授师从施今墨先生、祝谌予先生，临床擅用药对，常用香附、乌药治疗腹胀满，两药合用出自《韩氏医通》青囊丸。《本草纲目》曰："香附，利三焦，解六郁，消饮食积聚、痰饮痞满，胕肿腹胀……乃气病之总司，女科之主帅也。"《本草求真》曰："乌药，凡一切病之属于气逆，而见胸腹不快者，皆宜用此。功与木香、香附同为一类……香附辛苦入肝胆二经，开郁散结，每于忧郁则妙。此则逆邪横胸，无处不达，故用以为胸腹逆邪要药耳。"故两药合用可治疗各种原因引起的腹内积气，胀满不适，甚则疼痛，用之均易排除气体，消胀止痛。口疮常用黄连、升麻、牡丹皮，取法于"清胃散"。《脾胃论》曰："清胃散治因服补胃热药，致使上下牙疼痛不可忍，牵引头脑。"口疮病机多为脾胃蕴热，气血同病，黄连苦寒泻火，清气分实热，牡丹皮凉血活血，清血分郁热，两药合用气血两清，升麻散火解毒，取"火郁发之"之意，3药合用治疗口疮，每取良效。水肿常用猪苓、茯苓利水消肿，泽兰活血利水，取法于《金匮要略·水气病脉证并治》曰："经为血，血不利则为水，名曰血分。"阴虚内热所致手足心热常用地骨皮，《珍珠囊》言本药可"解骨蒸肌热"。《汤液本草》曰："地骨皮，泻肾火，降肺中伏火，去胞中火，退热。"消谷善饥常重用玉竹60g。《本草正义》曰："玉竹，胃火炽盛，燥渴消谷，多食易饥者，尤为捷效。"另外，慢性肾衰患者出现皮肤瘙痒，吕仁和教授常用白蒺藜、白鲜皮、地肤子、蛇床子、苦参祛风燥湿止痒；肝阴不足所致双目干涩常用枸杞子、菊花养阴明目；阴虚火旺所致尿血常用女贞子、墨旱莲凉血止血；肾失固摄所致蛋白尿常用莲子、芡实、金樱子益肾固精；气血瘀滞，湿热下注尿频、尿急、尿痛常用四逆散加茵陈蒿、金钱草、石韦行气活血，清热利湿；热毒上壅所致咽喉肿痛常用牛蒡子、锦灯笼、板蓝根清热利咽。

三、对症辨证论治

如果某一症状相对复杂，或在一段时间内长期存在，通过对症论治不能有效消除时，此时应采用对症辨证论治。水肿是慢性肾脏病常见的症状之一，中医认为其多与肺、脾胃、肾、膀胱等脏病变相关，临床需分证而治。《素问·经脉别论》曰："饮入于胃，游溢精气，上输于脾；脾气散精，上归于肺；通调水道，下输膀胱。水精四布，五经并行，合于四时五脏阴阳，揆度以为常也。"《素问·灵兰秘典论》曰："三焦者，决渎之官，水道出焉。"阐明水液代谢的正常运行与肺、脾胃、膀胱、三焦功能密切相关。《素问·至真要大论》曰："诸湿肿满，皆属于脾。"《素问·水热穴论》曰："肾者，胃之关也，关门不利，则聚水而从其类也。"《景岳全书·肿胀》曰："凡水肿等证，乃肺、脾、肾三脏相干之病。盖水为至阴，故其本在肾；水化于气，故其标在肺；水惟畏土，故其制在脾。今肺虚则气不化精而化水，脾虚则土不制水而反克，肾虚则水无所主而妄行。"由上可见水肿发病的基本病理变化为肺失通调，脾失转输，肾失开阖，三焦、膀胱气化不利所致。水肿的治疗措施，《素问·汤液醪醴论》提出："平治于权衡，去宛陈莝……开鬼门，洁净腑。"《金匮要略·水气病脉证并治》提出："诸有水者，腰以下肿，当利小便，腰以上肿，当发汗乃愈。"直到现在"发汗、利小便、活血化瘀"方法治疗水肿对现代临床仍有很重要的指导意义。吕仁和教授认为慢性肾脏病引起水肿为肺、脾、肾、三焦功能失调所致，病理因素为水湿、瘀血，治法上重视"发汗、利小便、活血化瘀"，并强调治疗水肿不可"见水利水"，须分证论治，标本兼治，常选用猪苓、茯苓、泽兰、车前子利水消肿以治标，审证求因以治本；脾虚失运，水湿内停者，用炒白术、苍术燥湿健脾；肺气不利，通调失职者用桑白皮、葶苈子泻肺利水；肾阳亏虚，气化失职者，用肉桂、黑附片、淫羊藿等温阳化气；湿热内蕴，水湿内阻者用生薏苡仁、黄柏、滑石等清热利湿；血瘀水停者用桃仁、红花、赤芍、牡丹皮、水红花子、丹参活血化瘀。

四、对症辨病与辨证论治相结合

针对某一症状如果采用对症论治、对症辨证论治方法仍不能解决，考虑应用对症辨病与辨证论治相结合的诊治方法。同时也应认识到，一种症状可以出现在不同疾病当中，而不同疾病预后相差甚大，因此在临床诊治疾病时对症首需辨病；同一症状出现在同一疾病的不同证型当中，治疗又具有差异性，因此在辨病的基础上尚需辨证。如《伤寒论》中头痛一症可见于太阳病、阳明病、少阳病、厥阴病、霍乱，条文可见于第1条"太阳之为病，脉浮，头项强痛而恶寒"。第56条"伤寒不大便六七日，头痛有热者，与承气汤"。第265条"伤寒，脉弦细，头痛发热者，属少阳"。第378条"干呕，吐涎沫，头痛者，吴茱萸汤主之"。第386条"霍乱，头痛发热，身疼痛，热多欲饮水者，五苓散主之；寒多不用水者，理中丸主之"。对头痛一症首当辨病，如属太阳病，则应辨明是桂枝汤证还是麻黄汤证，第13条"头痛，发热，汗出，恶风，桂枝汤主之"。第35条"太阳病，头痛发热，身疼腰痛，骨节疼痛，恶风，无汗而喘者，麻黄汤主之"。如属霍乱，则应辨明是"五苓散证"还是"理中丸证"。

临床多种慢性肾脏疾病均可表现为蛋白尿、血尿、水肿等症状，单纯采用对症论治、对症辨证论治方法难以奏效时，应采用对症辨病与辨证论治相结合的诊治方法。以蛋白尿为例，原发病有糖尿病肾病、高血压肾病。糖尿病肾病的基础治疗应为积极控制血糖，减缓肾小球硬化进程，继而减少蛋白尿；而高血压肾病基础治疗应为积极控制血压，降低肾小球高负荷，进而控制蛋白尿，只有把血糖、血压控制在理想范围内，降低蛋白尿才更有意义，因此治疗蛋白尿需先辨病。另外，不同疾病尚有其不同的发病特点、发展规律、证候分布，因此还需在辨病的基础上进行辨证治疗，这样才能有的放矢，进而取得较好疗效。如糖尿病肾病所致蛋白尿多为糖尿病久病失治、误治，耗气伤阴，瘀热内生，伤及肾脏，最终导致肾元受损，肾用失司所致，治宜益气养阴，培元补肾，凉血活血，化瘀散结。药用太子参、党参、黄芪、黄精、五味子、红景天、灵芝、狗脊、川牛膝、炒杜仲、续断、赤芍、牡丹皮、三七粉、桃仁、红花、水红花子、丹参、莪术、鬼箭羽等；高血压肾病其病因为年老久病，素体亏虚，饮食不节，情志失调，房劳过度等方面。其病机主要概括：肝脾肾亏虚，因虚致实，肝阳上亢，痰湿瘀血互结，证属虚实夹杂。其蛋白尿的形成多因久病脾肾两虚，肾失固摄，或阴虚阳亢，迫精外泄，或痰湿瘀血结于肾络，肾气受损，肾失气化，清浊不分。因此治宜健脾摄精、益肾固精、滋阴潜阳、活血化瘀、利湿化浊，药用炒白术、山药、山茱萸、金樱子、芡实、生地黄、熟地黄、龟甲、鳖甲、枸杞子、赤芍、白芍、桃仁、红花、水红花子、牡丹皮、丹参、夏枯草、决明子、土茯苓、车前子、白花蛇舌草等药。

五、病案举例

患者，女，57 岁，山西晋城人，2012 年 8 月 21 日初诊。主诉"发现肌酐升高 1 月余"。2012 年 7 月因乏力就诊于某医院，查生化发现肌酐升高 (170μmol/L)，口服开同、尿毒清等药，静脉滴注肾康注射液 1 月余，症状未缓解，肌酐未见明显下降，遂经人介绍求治于吕仁和教授。刻下诊：乏力，懒言少动，甚至无力爬楼梯，唇甲色淡，纳差，时有恶心，手足及后背畏寒，出冷汗，眠浅多梦，夜尿 3 次，量多，大便干，舌暗胖、苔薄黄，脉沉细。2009 年曾患肾盂肾炎，治疗近 2 个月后痊愈，无糖尿病、高血压病史。辅助检查：生化：肌酐 130μmol/L，尿素氮 10.56mmol/L，总蛋白 76.6g/L，白蛋白 42.8g/L，血常规：红细胞 4.27×10^{12}/L，血红蛋白 132.8g/L。

西医诊断：慢性肾功能不全。

中医诊断：慢性肾衰。

辨证：气血两虚，瘀阻脉络，湿浊内停。

治法：益气养血，活血化瘀，利湿泻浊。

方药：生黄芪 60g，当归 10g，丹参 30g，牡丹皮 30g，赤芍 30g，炒枳实 10g，熟大黄 15g，太子参 30g，猪苓 30g，茯苓 30g。14 剂，水煎服，每日 1 剂。

9月7日二诊：服上方渐有食欲，自觉精神体力增，尚有腰痛，夜尿3次，大便干，舌暗红、舌体胖大、苔黄白相间、根部略腻，脉沉细。查肌酐102μmol/L，根据舌脉辨证为湿热内蕴，上方加川牛膝30g，茵陈蒿30g，炒栀子10g。继进28剂。

10月16日三诊：服上方纳香，体力转佳，腰痛改善，二便调，夜尿1次，量少，眠可，舌暗、舌体胖大、苔白根有黄腻，脉沉细。查肌酐119μmol/L。患者腰酸痛好转上方减川牛膝，又进14剂。

12月7日四诊：服上方已无乏力、恶心，夜尿几无，尚有手足后背畏寒，汗出少，舌质淡、边有齿痕、苔白，脉沉细。查肌酐88.8μmol/L，尿素氮8.2mmol/L，汗出少，舌质淡、边有齿痕、苔白为气虚之征，上方加灵芝20g，红景天10g补气扶正，14剂。随诊半年，肾功无异常，身无明显不适。

按：气血两虚，瘀阻脉络，湿浊内停为慢性肾功能衰竭的重要病机，故用黄芪、当归益气养血，赤芍、牡丹皮、丹参活血化瘀，猪苓、茯苓、大黄、炒枳实利湿泻浊，当为对病论治；二诊腰痛加川牛膝即为对症论治，舌苔黄腻，辨证为湿热内阻，故用茵陈蒿、栀子清热利湿；四诊加灵芝、红景天补气，现代药理认为红景天提取物或其有效成分具有抗衰老、抗疲劳、抗肿瘤、抗病毒、抗辐射以及对神经系统、心血管系统、免疫系统的显著作用。灵芝提取物灵芝多糖具有免疫调节、抗肿瘤、抗衰老、降糖作用。两药合用以扶正。

第九节

紫癜性肾炎临床经验

　　过敏性紫癜肾炎是由过敏性紫癜引起的肾损害，急性期属中医学"血证"范畴，晚期可归属"关格"范畴，随病情进展可累及肾功能，出现严重的肾功能损伤。其临床症状急性期可见皮疹、关节痛、腹痛、肾损害，腹痛常表现为绞痛，伴黑斑、稀便，严重者可以发生肠穿孔和肠套叠。偶有发生鼻衄、咯血、行为异常和抽搐者。肾脏表现可以轻可以重，最常见的表现为血尿，可同时伴有蛋白尿，也有表现为肾病综合征甚至逐渐走向肾衰竭者。急性期多风热外犯，或风寒之邪郁而化热，转生热毒，热毒炽盛或素体湿盛，风邪引动，迫血妄行，以实证为主，以疏风祛邪，重视凉血活血、清热解毒、清利湿热治法。慢性期脾肾两虚，气阴两虚，阴虚火旺，兼风湿热余邪留恋，为正虚邪恋，以扶正祛邪队健脾益气养血，补益肝肾，滋阴清热，兼祛风清热利湿为治法。以清除余邪，调节气血，恢复脏腑生理功能为主。

　　吕仁和教授认为分层治疗主要是以现代肾功能检测、肾脏B超及尿常规等辅助诊断措施为依据，分阶段治疗。大致可分三个层次，渐进加重。首先是虚损期，此期患者可仅有紫癜或其他肾外表现，肾损害仅以尿检中发现潜血或少量蛋白或两者并见为主；其次虚劳期，此期患者可仍无明显肾损伤表现，或仅表现为偶有疲乏无力、腰腿酸软等，实验室检查除尿检中有潜血和蛋白外，肾功能可稍有减退。最后是虚衰期即为晚期。患者一般肾功能均有中至重度损害，并随着病情进展，五脏虚损俱现，气血阴阳俱亏，瘀血浊毒内留。

一、辨证论治

1. 急性期——风热毒邪，伤血损肾

症状表现：皮肤发斑色红，小便红赤，或有腹痛、便血、关节痛，发热恶风、咽痛、口干口渴、心烦、大便偏干，舌红、苔薄黄，脉数。

治法：疏风清热解毒，凉血活血保肾。

方药：荆芥炭10g，防风10g，炒山栀10g，蝉蜕10g，金银花15g，连翘15g，黄芩10g，赤芍2g，牡丹皮20g，丹参30g，茜草10g，紫草10g，生地黄20g，猪苓30g，白花蛇舌草30g，生甘草10g。

方证分析：本证多见于紫癜性肾炎急性期皮肤紫癜为主。风热外袭，或风寒外邪郁而化热、转生热毒，灼伤血络，络破血溢，发为紫癜，损及肾络则见尿血，犯胃肠则腹痛、便血，郁于关节则关节痛。热郁当发，发则令其疏散。方中荆芥炭可直接入血分，使血分之风邪外散，为施今墨老先生经验，防风既可防止外来风邪入侵，又助荆芥炭散风邪之力，荆芥、防风宣发肺气，疏散风邪，即"散风"；炒栀子清泻三焦之热，防止风邪热化，使风邪无藏身之处，即"祛风"之法；蝉蜕"搜风"利咽，相伍后散风清热之力加强。金银花、连翘轻清达上，清热解毒。黄芩入肺经以加强清肺热之功；牡丹皮、丹参、赤芍凉血活血、养血止血之功，以寓"治风先治血，血行风自灭"之意。瘀去则血自止，故止血时不忘活血，可谓"灭风"之法。充分体现吕仁和教授治风4法的特色。热入营血时重用紫草，能凉血活血，且能解毒透疹。猪苓、白花蛇舌草不仅清热渗湿，使热从小便而解，还具有扶正，增强免疫功能的作用，提高机体抵抗力。生草调和诸药，且固护胃气，还能利咽，与猪苓、白花蛇舌草相配能扶正固本。全方疏调升降，宣展气机，透邪泄热。具有开上、畅中、渗下之能，通过三焦分道而去，给邪以出路。

加减运用：若口疮或牙痛，选加黄连、升麻、牡丹皮；若咽痒、音哑，选加钩藤、蝉蜕；若咽痛红肿，选加牛蒡子、板蓝根、锦灯笼、山豆根；若干咳无痰，选加桔梗、生甘草、麦冬、黄芩；若鼻周充血，选加菊花、

桑叶、黄芩；若腹痛、便血，选加槐花、地榆炭、白芍、甘草；若便血、尿血严重，选加三七粉、血竭粉、白茅根、仙鹤草、侧柏炭；若浊毒伤血，除紫癜伴见鼻衄，龈衄，选加广角地黄汤送服三七粉。

2.急性期——湿热内蕴，风瘀阻络

症状表现：形体肥胖，皮肤紫癜，多见于下肢，可见疹痒红肿，尿浊短赤，口苦口黏，脘腹痞闷，纳谷不香，肢节着重酸困，大便不爽，或大便不调，舌红苔、黄厚腻，脉滑数。

治法：清热解毒利湿，祛风活血通络。

方药：荆芥炭 10g，防风 10g，炒山栀 10g，蝉蜕 10g，炒苍术、炒白术各 10g，黄柏 10g，川牛膝 30g，生薏苡仁 30g，牡丹皮 15g，丹参 30g，赤芍 15g，茵陈 30g，木香 10g，猪苓 30g，白花蛇舌草 30g，生甘草 10g。

方证分析：本证多见急性期素体湿热内盛，胃肠积热，受风邪引动，风湿热邪阻滞络脉，郁而化火生毒动血，燔灼营血，伤及脉络，迫血妄行而见皮肤紫癜，以下肢多见，肾受浸淫见血尿、蛋白尿、浮肿。中焦阻滞、升降失司，可见脘腹痞闷。方选四妙丸加减，以清热利湿通络。苍术发散通郁，温能燥湿；苍术、白术能健脾益气燥湿，炒后加强补气健脾作用。薏苡仁健脾利湿和中，黄柏清热燥湿，入下焦；川牛膝补益肝肾利血行，引药下行。四药上、中、下焦兼走，达到清热燥湿，疏郁通络和中。茵陈清利脾胃湿热；木香畅通脾胃之滞气，使气机宣畅，又因气味芳香能醒脾开胃；猪苓、白花蛇舌草加强清热利湿之功，使湿热从小便而解；丹参、牡丹皮、赤芍活血化瘀；荆芥、防风、炒栀子、蝉蜕祛风散邪；生甘草理气和中，调和诸药。共奏清热解毒利湿，祛风活血通络之意。

加减运用：若皮肤疹痒明显，选加白蒺藜、白鲜皮、地肤子；若嗜食肉类，既往高脂血症，选加山楂、焦三仙、泽兰、女贞子；若胃热炽盛，大便不通，选加大黄、玄参；脾虚有湿，食欲不振，大便不调者，

选加炒车前子、炒山药；若痰湿阻滞，痰多腹胀，选加陈皮、半夏、川芎、木香；若恶心欲呕，选加旋覆花（布包）、代赭石（打碎）；若泛酸，选加瓦楞子、乌贼骨、煅牡蛎；若口干欲饮，苔黏腻，选加焦三仙、枳实、枳壳、赤芍；若湿热下注，伴泌尿道感染，选加土茯苓、熟大黄。

3. 缓解期——脾肾亏虚，风湿热邪留恋，血脉不活

症状表现：紫癜消退，尿蛋白多，镜下血尿，面色萎黄，头晕，眼睑浮肿，腰膝酸软，神疲乏力，嗜卧，劳累后加重，纳差便溏，舌暗淡体胖、边有齿痕、苔薄白微腻，脉沉缓无力。

治法：健脾益气养血，祛风清热利湿，活血通络。

方药：荆芥炭 10g，防风 10g，炒山栀 10g，蝉蜕 10g，生黄芪 30g，当归 10g，芡实 10g，金樱子 10g，丹参 30g，牡丹皮 15g，赤芍 15g，猪苓 30g，白花蛇 30g，炒山药 10g，川芎 15g，生甘草 10g。

方证分析：本证多见于缓解期紫癜消退，先天不足，后天失养，气虚不摄，肾虚不固，精微下陷，可见脾肾两虚，病久风湿热邪留恋，血脉不活。生黄芪、当归选自当归补血汤，补气摄血，气血同补，配以赤芍、川芎又取补阳还五汤之意，益气活血，同丹参、牡丹皮能活血利水，使补而不滞，行气散血。水陆二仙丹与生黄芪、当归、炒山药共同调补脾肾敛精，减少蛋白尿。猪苓、白花蛇舌草清热利湿，兼顾扶正。荆芥、防风、炒山栀、蝉蜕祛风清热利湿，此防风一味用药巧妙，与肾经药相伍，善祛肾病之内风，而且能祛风止痒，常用于紫癜消退后风邪不解所致皮肤瘙痒。全方健脾补肾，益气养血，祛风清热利湿活血。

加减运用：若脱发明显，选加刘寄奴、生薏苡仁、山楂；若静脉血栓形成，选加桃仁、红花、水红花子、甲珠；若气虚失摄，以血尿为主，选加白术、三七粉、王不留行；若乏力倦怠，便干难解，选加灵芝、红景天、熟大黄；若膝、手指关节疼，选加威灵仙、秦艽、川牛膝；若气机阻滞，肝胃不和，选加香附、乌药、香橼、佛手、苏梗、枳壳；若中气不足明

显者，选加升麻、党参、生黄芪、白术、生甘草；若脾肾不足夜尿频，选加芡实、金樱子；若头晕，苔白腻，选加半夏、炒白术、天麻。

4.缓解期——风湿热邪留恋，正气虚弱

症状表现：紫癜消退，时有复现，尿检未转阴，镜下潜血，蛋白尿，全身乏力，纳寐可，大便略干，日行一次，舌暗红、苔薄黄，脉沉细数。

治法：扶正保肾，祛风清热利湿活血。

方药：荆芥炭 10g，防风 10g，炒山栀 10g，蝉蜕 10g，白花蛇舌草 30g，猪苓 30g，灵芝 10g，红景天 10g，茵陈 30g，黄芩 10g，三七粉 3g（分冲），生甘草 10g。

方证分析：此类患者多于急性期后正气虚弱，除周身乏力，无明显不适症状。荆芥炒炭入血分，散已入血分之风邪，炒栀子清三焦之热，以配合荆防表里同解。猪苓、白花蛇舌草、茵陈清热利湿，从小便而解。灵芝补养气血，红景天健脾益气，还能活血化瘀，两药常相须配伍使用，起到调节免疫，保护肾功能的作用。三七粉能化瘀生新，化瘀不伤正，对于尿潜血起到止血作用，具有止而不滞的特点。纵观诸药，体现着祛邪不伤正，扶正为主，兼祛余邪。

5.缓解期——肝脾肾不足，气阴两虚，风湿热邪留恋

症状表现：紫癜反复发作，贫血，尿检蛋白，镜下血尿，易感，腰酸乏力，口干咽干，大便干，舌淡红、苔薄黄或少苔，脉细数无力。

治法：补肝肾养气血，益气养阴，祛风清热利湿活血。

方药：狗脊 10g，续断 10g，川牛膝 30g，炒杜仲 10g，生黄芪 30g，当归 10g，丹参 30g，赤芍 15g，太子参 20g，女贞子 20g，墨旱莲 30g，山茱萸 10g，猪苓 30g，生甘草 10g。

方证分析：狗脊、续断、炒杜仲为"药串"，补肝肾、强腰膝、疏经通络；山茱萸在此用法巧妙，本品酸涩微温质润，其性温而不燥，补而不峻，既补肝肾益精，加强狗脊、续断的补肝肾作用，又能助阳收敛固涩。生黄芪、当归健脾益气养血，丹参、赤芍凉血活血，太子

参补气养阴，与女贞子、墨旱莲同用滋阴止血，猪苓清热利湿，协同太子参扶正，邪正兼顾。

加减运用：若时有心悸，选加太子参、生甘草；若贫血，尿潜血阳性，选加阿胶、山萸肉、枸杞子、鹿角霜；若痛经，月经量多，选加香附、乌药、炒蒲黄、五灵脂。

6.缓解期——肝肾阴虚，阴虚火旺，风湿热邪留恋

症状表现：紫癜消退，血尿，蛋白尿量少，头晕耳鸣，腰膝酸软，咽干目干，五心烦热，盗汗，大便干，高血压，轻度浮肿，舌干红、苔薄黄或少苔，脉细数。

治法：滋补肝肾，养阴清热，祛风利湿活血。

方药：盐知、柏各10g，生地黄20g，银柴胡10g，赤芍20g，女贞子20g，墨旱莲30g，丹参30g，牡丹皮12g，川牛膝20g，炒山栀10g，猪苓30g，白花蛇舌草30g，蝉蜕10g，元参20g，生甘草10g。

方证分析：本证多见于缓解期，或激素足量使用阶段初期，易出现阴虚内热之证，加之素体本阴虚，紫癜日久，正虚邪恋，肝肾亏虚，阴虚火旺，风湿热邪留恋。故补益肝肾，滋阴清热，在扶正同时不忘祛余邪。盐知母、盐黄柏清热泻火，滋阴润燥，盐炙后味咸入肾长于滋肾阴。与生地黄、牡丹皮等组成知柏地黄丸以滋阴降火，女贞子、墨旱莲为二至丸补肝肾明目，并能滋阴止血。元参清热凉血，还能配合生地黄滋阴生津润燥。川牛膝不仅滋补肝肾壮腰，还能引火归元。炒山栀清实热。猪苓、白花蛇舌草清热利湿，兼顾扶正。蝉蜕搜风利咽，全方共奏补肝肾，清虚热，泄湿热，扶正兼祛邪。

加减运用：若目赤，眼压高，考虑激素相关性青光眼，选加龙胆草、菊花、枸杞子、青葙子；若寐不实，梦多，选加羚羊角粉、珍珠粉、酸枣仁；若血压高，选加钩藤、川牛膝、生石决明；若顽固性高血压，选加川牛膝、三棱、莪术；若耳鸣如禅，选加灵磁石、山药、山萸肉。

二、病案举例

> 江某，男，66岁。2009年7月30日初诊。主因双下肢紫癜伴尿蛋白异常8年。患者于2001年无明显诱因出现双脚踝部紫癜，尿蛋白（+++），24小时尿蛋白定量6.4g，服泼尼松3年，尿蛋白减少，但未转阴，后停用激素，间断口服中药治疗。2008年紫癜复现一次，血压：160/110mmHg，服科素亚1，后血压控制尚可，肾小球滤过率50mL/min，B超示：右肾缩小。近日测血肌酐87μmol/L，尿素氮4.46mmol/L，胆固醇4.04mmol/L，甘油三酯0.78mmol/L，2009年7月20日尿蛋白（+），血压：110/75mmHg。现口渴，咽干咽痛，腹胀，时有腰部酸软，大便日行一次、偏干，舌红、苔黄厚腻，脉弦滑数。

辨证：风热化毒，伤血损肾。

治法：疏风清热，解毒凉血活血。

处方：荆芥炭10g，防风10g，炒栀子10g，蝉蜕10g，生地黄20g，赤芍20g，丹参30g，牡丹皮20g，金银花20g，连翘20g，黄芩10g，川牛膝30g，银柴胡10g，地骨皮30g，白茅根10g，白芍20g，枳实6g，甘草10g，茵陈30g。30剂。

方意：荆芥、防风、蝉蜕疏风散邪，荆芥炒炭后解表作用减弱，而加强血分作用，疏散已入血分之风邪，蝉蜕搜风利咽，炒栀子清利三焦之热，配合荆防表里同解；丹参养血活血而不伤血，不温不燥。牡丹皮清热凉血，活血散瘀。生地黄、金银花、连翘、丹参取其清营汤之意以清营解毒，透热养阴。其中金银花、连翘轻宣透达，配伍以上少量轻投的风药，促进了营分热邪透出气分而解，此即"透热转气"之具体应用；银柴胡、地骨皮清虚热；白芍、枳实、甘草等选自四逆散，透邪外出，调畅气机，理脾除胀。生甘草用此极为巧妙，既解毒利咽，又能扶正调和诸药，益脾和中；黄芩清热泻火解毒，清上中焦肺胃热，缓解咽干及便干。茵陈清热利湿，白茅根清热凉血，川牛膝引血热下行，又可补肝肾壮腰。

2009年9月4日二诊：服上药后腰酸腹胀缓解，但时有咽痛，舌红、苔黄腻，脉滑。咽痛，加牛蒡子10g，桔梗10g，14剂，予上药中的金银花、连翘、荆芥同用组成银翘散以疏散风热利咽，牛蒡子性寒，还能润肠通便。

2009年9月18日三诊：药后咽痛减轻，大便调，复查尿检阴性，平素嗜食肉类，上方加生山楂20g，以消食化滞，尤为消化油腻肉食积滞。28剂。并嘱其少肉类，多吃蔬菜水果。疗效明显，病情稳定。

按：此患者嗜食肥甘厚腻，饮食不节，素体湿热内盛，但吕仁和教授以"急则治其标，缓则治其本"为原则，考虑目前以风热化毒，复加血热伤肾、肾体受伤为急，先治拟散风清热，解毒凉血活血，后祛湿清热化浊治本。在治疗过程中吕仁和教授非常重视"从风论治"的思路，他认为"风为百病之长也"，余邪多依附于风。所以治疗紫癜性肾炎多提倡疏风散邪治法。其中，荆芥、防风、炒栀子、蝉蜕四药是最常用"药串"，不仅祛风又可清热。既可以祛外风，又可息内风，内外风同去。方中荆芥、防风疏风散邪，炒栀子清利三焦之热，以防风邪热化，且使风邪无藏身之处，即"祛风"之法；蝉蜕搜风利咽，金银花、连翘清热解毒，黄芩清解肺热之功，川牛膝不仅强腰膝，更是引火下行归元，而降上炎之火，用川牛膝配合牛蒡子、锦灯笼、桔梗等治疗慢肾风所致咽喉疼痛效果显著。生地黄、银柴胡、地骨皮、白茅根清热凉血，并配合活血化瘀而不伤血的丹参、牡丹皮等，无不体现着吕仁和教授治疗紫癜性肾炎"风热毒瘀"的基本思路。复诊，效不更方，仅在原方基础上加生山楂，不仅能消油腻肉食积滞，更能与柴胡、白芍、枳实、甘草等四逆散配伍以行气化滞除胀满。银柴胡入肝经不仅凉血止血，还能行气活血，使郁热外透，赤芍、白芍同用，既可柔肝，又可凉血活血，枳实下气破结除胀满，尤适于肝气不舒，郁而化热，肝火上炎者，一般吕仁和教授善用醋柴胡。

参考文献

[1] 吕仁和 . 慢性肾炎分期辨治 [J]. 北京中医，1993(4)15–18.

[2] 赵进喜 . 吕仁和治疗狼疮性肾炎用药经验 [J]. 中医杂志，1994，35(3):140–141.

[3] 吕仁和，商宪敏 . 慢性肾炎（前期）中医证候规范化研究 [J]. 北京中医药，1996(1):10–12.

[4] 杨晓晖 . 吕仁和教授运用四逆散治疗肾系疾病撮要 [J]. 辽宁中医杂志，1996，23(9):387–388.

[5] 王惠英 . 吕仁和教授治疗慢性肾炎蛋白尿的经验 [C]// 全路第六届中医中西医结合学术会议 . 1999.

[6] 彭世桥，李国成 . 吕仁和教授病证结合辨治肾性血尿经验 [J]. 四川中医，2000，18(7):2.

[7] 肖昌庆，吕仁和 . 吕仁和用"六对论治"诊治痛风肾病的经验 [J]. 辽宁中医杂志 (8):470–471.

[8] 张虹，牛常霞，吕仁和 . 吕仁和教授对 IgA 肾病分期辨证论治经验 [J]. 中国中医药信息杂志，2002，9(5):2.

[9] 邢儒伶，王秀英 . 吕仁和治疗慢性肾功能衰竭验案 [J]. 山东中医杂志，2002，21(6):3.

[10] 谌洁 . 吕仁和辨证论治隐匿性肾炎经验 [J]. 中医杂志，2004，45(1):16–17.

[11] 王世东，肖永华 . 吕仁和教授应用理气活血法治疗慢性肾功能衰竭经验 [J]. 中华现代中西医杂志，2003，1(10):919–920.

[12] 吴深涛 . 壮督疏带法的临床应用：师随吕仁和教授临证心得 [J]. 天津中医药，2006，23(3):259–259.

[13] 王耀光 . 吕仁和老师治疗肾性血尿经验总结 [J]. 天津中医药，2006，23(6):445–447.

[14] 王颖辉，曹振华，吕仁和 . 吕仁和教授治疗疑难肾病验案 1 例 [J]. 北京中医药大学学

报（中医临床版），2007，14(6):3.

[15] 赵进喜，肖永华，傅强．吕仁和用药经验举隅 [J]．中医杂志，2009.

[16] 刘尚建，霍延红，刘忠杰，等．吕仁和教授应用"六对论治"法治疗过敏性紫癜性肾炎的经验探讨 [J]．中华中医药学刊，2009，27(8):3.

[17] 刘尚建，王翚，王耀献，等．"肾络微型癥瘕"理论初探 [J]．中国中医基础医学杂志，2009，15(9):649–650.

[18] 解红霞，吕仁和．四逆散在慢性肾炎中的应用体会 [J]．国际中医中药杂志，2010(1):1.

[19] 王耀献，刘尚建，付天昊，等．肾络微型癥瘕三态论探析 [J]．北京中医药大学学报（中医临床版），2010(3):2.

[20] 郭永红，李晓翠，张宏，等．吕仁和分期辨证论治慢性肾脏病常用 16 法 [J]．北京中医药，2010，29(9):3.

[21] 郭永红，李晓翠，周静鑫，等．吕仁和治疗慢性肾脏病"八郁证"的用药经验 [J]．北京中医药，2012，31(2):3.

[22] 申子龙，王世东．吕仁和教授治疗慢性肾脏病经验 [J]．天津中医药，2014，31(7):4.

[23] 周国民，李靖，杨杰，等．吕仁和教授"六对论治"法治小儿肾病综合征经验 [J]．世界中医药，2015(8):1207–1210.

[24] 李晓翠，郭永红．吕仁和关于慢性肾脏病饮食治疗的经验 [J]．光明中医，2016，31(4):3.

[25] 申颖，肖永华，王世东，等．吕仁和教授应用羌活、益智仁治疗肾病经验浅析 [J]．环球中医药，2016，9(3):3.

[26] 岳虹，肖永华，王世东，等．吕仁和教授从五脏论治慢性肾脏病经验撷英 [J]．现代中医临床，2016(3):3.

[27] 闫璞，肖永华，申颖，等．吕仁和食疗辨治肾脏病经验 [J]．环球中医药，2016，9(12):3.

[28] 刘婕，冯兴中．吕仁和治疗慢性肾功能衰竭药对挖掘与浅析 [J]．世界中医药，2017，12(3):4.

[29] 马桂磊．吕仁和教授应用羌活、益智仁治疗肾病综合征经验 [J]．中医临床研究，2017，9(18):2.

[30] 刘乐．吕仁和从益气养血论治"肾络微型癥瘕" [J]．环球中医药，2018，11(12):2.

[31] 崔赵丽，傅强，姜淼，等 . 国医大师吕仁和从肝论治慢性肾脏病经验探微 [J]. 辽宁中医杂志，2019. (4):698-700.

[32] 张婧，张海力，高彤彤，等 . 吕仁和"二五八"方案及"三期九度"法辨治过敏性紫癜肾炎经验 [J]. 北京中医药，2020，39(1):6.

[33] 张宏，王旭昀，刘美奇，等 . 国医大师吕仁和教授 治疗慢性肾功能衰竭经验总结 [J]. 西部中医药，2020，33(2):3.

[34] 刘乐，吕仁和 . 吕仁和治疗慢性肾脏病验案一例 [J]. 临床医药文献电子杂志，2020，7(19):3.

[35] 任文英，王世东，吴范武，等 . 吕仁和教授治疗膜性肾病经验 [J]. 世界中西医结合杂志，2021，16(2):4.

[36] 王诗尧，石晓琪，史银春，等 . 国医大师吕仁和教授应用猪苓分期论治慢性肾脏病经验 [J]. 世界中医药，2021，16(8):4.

[37] 陈宗俊，王诗尧，史银春，等 . 吕仁和从内风论治慢性肾脏病药对浅析 [J]. 北京中医药，2021, 40(6)，590-594.

[38] 赵进喜 肖永华 . 吕仁和临床经验集 . 第 1 辑 [M]. 北京：人民军医出版社，2009.

[39] 赵进喜，王耀献 . 吕仁和临床经验集 . 第 2 辑 [M]. 北京：人民军医出版社，2009.